Myriam Arielle Mopia Foubi

PEC de l'invagination intestinale aiguë de l'enfant de 0-5 ans

Myriam Arielle Mopia Foubi

PEC de l'invagination intestinale aiguë de l'enfant de 0-5 ans

Activités de l'infirmier anesthésiste diplômé d'état dans deux hôpitaux de référence de la ville de Yaoundé

Presses Académiques Francophones

Imprint
Any brand names and product names mentioned in this book are subject to trademark, brand or patent protection and are trademarks or registered trademarks of their respective holders. The use of brand names, product names, common names, trade names, product descriptions etc. even without a particular marking in this work is in no way to be construed to mean that such names may be regarded as unrestricted in respect of trademark and brand protection legislation and could thus be used by anyone.

Cover image: www.ingimage.com

Publisher:
Presses Académiques Francophones
is a trademark of
International Book Market Service Ltd., member of OmniScriptum Publishing Group
17 Meldrum Street, Beau Bassin 71504, Mauritius

Printed at: see last page
ISBN: 978-3-8416-3605-8

Copyright © Myriam Arielle Mopia Foubi
Copyright © 2015 International Book Market Service Ltd., member of OmniScriptum Publishing Group
All rights reserved. Beau Bassin 2015

1

Table des matières

Table des matières..ii

Dédicace...iv

Remerciements v

Abréviations et Symboles...vi

Liste des tableaux...vii

Liste des figures...viii

1.1 Introduction 1

1.2 Objectifs..3

2. Revue de la littérature..4

    2.1 Généralités sur l'invagination intestinale aiguë..................................4

    2.2 Prise en charge anesthésiologique 11

3. Cadre conceptuel 32

    3.1 Besoins selon le cadre conceptuel..32

    3.2 Besoins non satisfaits 33

    3.3 Prise en charge des besoins non satisfaits..35

4. Méthodologie..45

    4.1 Type d'étude..45

    4.2 Durée de l'étude 45

    4.3 Lieux de l'étude..45

    4.4 Population d'étude..47

    4.5 Instruments de collecte des données 48

4.6 Procédure 49

4.7 Variables étudiées 50

4.8 Matériels utilisés 50

4.9 Analyse statistique des données 51

4.10 Considerations éthiques 51

5. Résultats 52

   1. Activités relatives à la période préopératoire 52

   2. Activités relatives à la période peropératoire 53

   3. Activités relatives à la période postopératoire 56

   4. Forces et Faiblesses 67

6. Discussion 68

   6.1 Limites de l'étude 68

   6.2 Période préopératoire 68

   6.3 Période peropératoire 69

   6.4 Période postopératoire 71

   6.5 Forces et Faiblesses 73

7. Conclusion et Recommandations 75

   1. Conclusion 75

   2. Recommandations 76

8. Références 78

Dédicace

A toute la famille **FOUBI**

Remerciements

Profonde gratitude et sincères remerciements à tous ceux qui de près ou de loin ont contribué à la réalisation de ce travail. Il s'agit de:

- **Mes maîtres**
  - Le Pr. ZE MINKANDE Jacqueline, vous avez accepté de diriger ce travail malgré vos multiples occupations et vos efforts, vos conseils, votre patience ont été d'une aide précieuse pour la réussite de ce travail ;
  - Le Pr. BOB'OYONO Jean, votre éclairage a été d'une aide précieuse pour la réussite de ce travail ;
- **Dr. NNOMOKO Éliane et M. KAMTA Charles,** qui ont consenti tous leurs efforts pour la réussite de ce travail ;
- **Personnel enseignant et administratif de la Faculté de Médecine et Sciences Biomédicales,** pour l'encadrement reçu ;
- **Directeurs de l'Hôpital Gynéco-Obstétrique et Pédiatrique de Yaoundé et de l'Hôpital Central de Yaoundé**, qui ont accepté que nous menions nos travaux dans leurs institutions ;
- **Tous les responsables et personnels des formations sanitaires de notre étude,** qui ont participé à cette étude ;
- **Mes parents, frères et sœurs**, pour leur soutien permanent ;
- **SIANI Jean Claude**, qui m'a redonné confiance dans les moments difficiles.

Abréviations et Symboles

FC:	Fréquence Cardiaque
FMSB:	Faculté de Médecine et des Sciences Biomédicales
FR:	Fréquence Respiratoire
HCY:	Hôpital Central de Yaoundé
HGOPY:	Hôpital Gynéco-Obstétrique et Pédiatrique de Yaoundé
IADE	Infirmier(ère) Anesthésiste Diplômé d'État
IIA:	Invagination Intestinale Aiguë
PA:	Pression Artérielle
PEC:	Prise En Charge
SpO$_2$:	Saturation en Oxygène
SSPI:	Salle de Surveillance Post Interventionnelle

Liste des tableaux

Tableau I: Tailles recommandées des sondes trachéales chez l'enfant................21

Tableau II: Score de réveil selon Aldrete modifié..28

Tableau III: Variables étudiées...…..50

Tableau IV: Activités réalisées lors de la réanimation préopératoire immédiate.....58

Tableau V: Activités réalisées lors de la visite préopératoire.........................…59

Tableau VI: Activités réalisées pour la prévention de l'hypothermie 61

Tableau VII: Activités réalisées lors de l'installation du matériel de monitorage ...62

Tableau VIII: Activités réalisées lors de la prise des paramètres.....................62

Tableau IX: Activités menées au cours de la phase d'extubation..................... 64

Tableau X: Activités réalisées lors du transfert de l'enfant vers la SSPI............ 65

Tableau XI: Activités réalisées lors de la surveillance de l'enfant en SSPI......... 66

Liste des figures

Figure 1: Invagination intestinale..4
Figure 2: Participation à la consultation d'anesthésie...52
Figure 3: Monitorage de la saturation en oxygène au bloc opératoire...............54
Figure 4: Monitorage de l'électrocardiogramme au bloc opératoire.................54
Figure 5: Monitorage de la pression artérielle au bloc opératoire.....................54
Figure 6: Monitorage de la température au bloc opératoire...............................55
Figure 7: Utilisation du score de réveil en SSPI..57

1.1 INTRODUCTION

L'invagination intestinale aiguë (IIA) se définit comme la pénétration d'un segment intestinal dans le segment sous-jacent par un mécanisme de retournement en doigt de gant [1]. Si l'invagination perdure, il peut se produire une ischémie artérielle entraînant un infarctus du segment intestinal invaginé pouvant évoluer jusqu'à la nécrose: 2,5% avant 48 heures et 82% après 72 heures [2]. En Afrique, les taux de résection intestinale sont élevés (36 à 66 %). Soit 60 % si le délai diagnostique est supérieur à 48 heures et 13 % si le délai est inférieur à 24 heures [3]. L'IIA comporte donc un risque vital lorsque le diagnostic et le traitement ne sont pas effectués à temps [4]; un diagnostic précoce et un traitement d'urgence sont donc nécessaire [5].

Elle constitue l'une des causes les plus fréquentes d'occlusions intestinales chez l'enfant [5]. Seulement, son incidence réelle dans les pays en voie de développement est largement sous-estimée tandis que le nombre d'interventions chirurgicales est majoré [4]. C'est ainsi que **Bines et Ivanoff** ont déclaré qu'en Afrique l'IIA était responsable de 4 à 22% de toutes les causes d'obstructions intestinales [3]. Dans les pays industrialisés, l'incidence pédiatrique est plus stable : 0,5 à 2,3/1000 naissances vivantes aux États-Unis, 0,6/1000 naissances vivantes en Australie et en Nouvelle Zélande, 1,1 à 4,3/1000 naissances vivantes en Europe [4]. La mortalité due à l'IIA dans ces pays est de 3 à 4 %. Par contre, dans les pays en voie de développement elle est importante. C'est ainsi qu'elle a pu atteindre 53 % en Haïti, 55 % au Niger, et 58 % en Inde [3].

Contrairement aux pays développés, l'intervention chirurgicale est le traitement de routine dans les pays en voie de développement car la présentation tardive (> 48 heures) dans les hôpitaux semble être la règle [6]. À cet effet, une bonne prise en charge (PEC) multidisciplinaire pendant toute la période péri opératoire est primordiale pour un bon pronostic de cette affection qui menace potentiellement la vie [7]. En collaboration avec les médecins anesthésistes-réanimateurs, l'infirmier anesthésiste y contribuera également en posant des gestes techniques visant à garantir la qualité des soins et la sécurité des patients en anesthésie-réanimation à travers l'accomplissement des soins relevant de son rôle propre et de son rôle délégué [7]. Cependant, dans la pratique, il arrive que l'on soit confronté à des complications péri-anesthésiques [8,9]. Ces complications sont le plus souvent d'origines cardiaque puis, respiratoire et sont liées à la qualité des soins et au matériel d'anesthésie [9, 10, 11]. Entre 2000 et 2003, un registre a été ouvert aux États-Unis afin d'enregistrer les arrêts cardiaques péri opératoires en pédiatrie. Et, les données obtenues ont révélé que sur 200 arrêts cardiaques enregistrés, 100 étaient liés à l'anesthésie. Par ailleurs, ces arrêts cardiaques enregistrés étaient principalement dus aux complications cardiovasculaires et respiratoires. De plus, 48% de ces arrêts cardiaques ont été observés chez des enfants de moins de 1 an et 25 à 30 % chez ceux de 1 à 5 ans; le taux de mortalité représentant 27% [12].

Lors de nos stages dans les hôpitaux de références de la ville de Yaoundé nous avons rencontré respectivement des enfants souffrant de complications pendant et après intervention chirurgicale réalisée pour IIA. Il s'agissait notamment de l'enfant M. E. âgé de 6 mois qui avait fait un arrêt cardiaque pendant l'intervention chirurgicale et l'enfant F. A. âgé de 14 mois qui souffrait de problèmes respiratoires après intervention chirurgicale pour IIA. Alors que; selon **GOUJARD**, la qualité de la réanimation préopératoire et l'amélioration des soins anesthésiques permettent d'améliorer le pronostic de cette affection conduisant ainsi à la réduction de la morbimortalité chez les patients souffrants d'IIA [13]. À cet effet, nous nous sommes posé la question suivante:« **Comment la prise en charge des enfants de 0-5 ans souffrant d'IIA est-elle faite par l'infirmier anesthésiste dans deux hôpitaux de référence de la ville de Yaoundé ?** »

1.2 OBJECTIFS

1.2.1 OBJECTIF GÉNÉRAL

Évaluer la prise en charge par l'infirmier anesthésiste des enfants de 0-5 ans souffrant d'IIA dans deux hôpitaux de référence de la ville de Yaoundé.

1.2.2 OBJECTIFS SPÉCIFIQUES

1- Identifier les activités de l'IADE en période préopératoire chez les enfants de 0-5ans souffrant d'IIA
2- Décrire les activités de l'IADE dans la prise en charge peropératoire des enfants de 0-5 ans avec IIA
3- Répertorier les différentes activités réalisées par l'IADE en période postopératoire
4- Identifier les points forts et les points faibles de cette prise en charge infirmière par les IADE dans la perspective de leur amélioration.

2. REVUE DE LA LITTERATURE

2.1 GÉNÉRALITÉS SUR L'INVAGINATION INTESTINALE AIGUË

2.1.1 DÉFINITION

L'invagination intestinale aiguë constitue l'une des urgences abdominales pédiatriques les plus fréquentes [4]. Elle se définie par la pénétration d'un segment intestinal dans un segment sous-jacent par un mécanisme de retournement en doigt de gant. L'ensemble formé par le cylindre interne ou invaginé, le cylindre externe ou invaginant et le (ou les) cylindre(s) intermédiaire(s) est appelé le boudin d'invagination [2] [14].

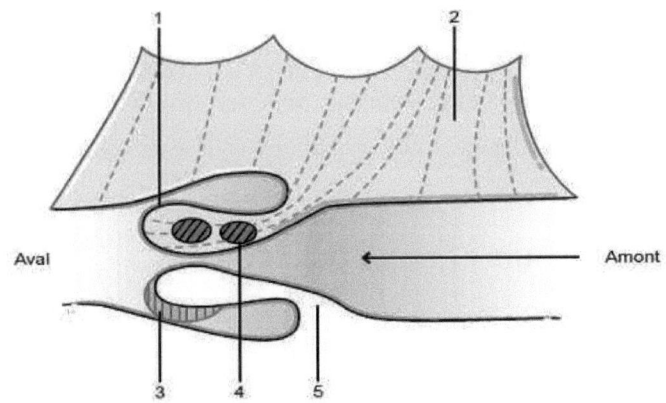

Figure 1: Invagination intestinale [15]

1 : Tête de l'invagination   **2** : Mésentère   **3** : Plaque de Peyer
4 : Adénopathie   **5** : Collet de l'invagination

2.1.2 ÉPIDÉMIOLOGIE

❖ Fréquence

L'IIA est l'une des urgences abdominales pédiatriques les plus fréquentes, son incidence est estimée à 2% des enfants nés vivants [16].

❖ Répartition selon le sexe

Les auteurs sont unanimes sur la prédominance masculine de cette affection avec un sex-ratio de 3 garçons pour 2 filles [17].

❖ Répartition selon l'âge

L'IIA idiopathique du nourrisson survient classiquement entre 2 mois et 2 ans avec un pic de fréquence entre 6 et 9 mois [18], rarement à la période néonatale (0,3%). Elle peut survenir in utero de façon exceptionnelle, et être à l'origine de nécrose [19] et d'atrésie intestinale [20]. Lorsqu'elle s'observe après l'âge de 2ans, elle rentre souvent dans le cadre des IIA secondaires.

❖ Répartition selon la saison

L'incidence saisonnière varie en fonction des pays, les saisons propices aux infections oto-rhino-laryngologiques et respiratoires coïncidant avec les pics saisonniers d'IIA [16] [21].

2.1.3 PHYSIOPATHOLOGIE ET CONSÉQUENCES

❖ Physiopathologie

L'IIA est liée à un trouble du péristaltisme intestinal dans la majorité des cas (98%) [2][14]. L'onde péristaltique d'un segment intestinal ne se propage pas et se heurte au segment sous-jacent relâché, en provoquant son retournement [22]. Le boudin ainsi formé comporte deux parties: un collet (point de pénétration du segment invaginé) et une tête (point le plus avancé de l'intestin invaginé et siège de l'obstacle sur lequel bute le péristaltisme intestinal). Au cours de sa progression dans le sens péristaltique, la tête entraîne le mésentère qui sera étranglé au niveau du collet. La progression du boudin n'est limitée que par la longueur du mésentère et est favorisée par les défauts d'accolement coliques. [2].

❖ **Conséquences**

Le boudin observé au cours de l'IIA est la conséquence anatomique de la pénétration de l'intestin d'amont dans l'intestin d'aval. Il peut arriver qu'une désinvagination spontanée se produise [23], mais très souvent l'on observe [24]:

- Une occlusion par obstruction de la lumière intestinale, ainsi qu'une strangulation du mésentère du segment invaginé
- Une compression veineuse et lymphatique découlant de cette strangulation et responsable à la fois d'œdème et d'hypersécrétion de la muqueuse
- Une stase liquidienne en amont du boudin, avec formation d'un véritable 3ième secteur intestinal. Ceci dans les formes plus évoluées
- Un déséquilibre
    - ✓ hydro électrolytique pouvant aller jusqu'à la déshydratation aiguë
    - ✓ Un déséquilibre acido-basique
    - ✓ Un déséquilibre hémodynamique dû à une hypovolémie secondaire au 3ième secteur et à la déshydratation
- Une hypoventilation alvéolaire suite à une distension abdominale
- Une dissémination intra péritonéale des germes intestinaux suite aux états toxi-infectieux
- Une compression des éléments nerveux suite aux réactions neurovégétatives.

2.1.4 ÉTIOLOGIES

❖ IIA idiopathique

C'est la forme la plus fréquente, où aucune cause locale ou générale n'est retrouvée surtout dans la tranche d'âge de 2mois à 2ans [15]. Elle survient lorsque les organes lymphoïdes s'hypertrophient réalisant ainsi un obstacle au péristaltisme intestinal. La prédominance masculine dans l'IIA s'explique par l'importance du tissu lymphoïde chez le garçon. L'origine virale est fortement suspectée sur des données épidémiologiques (épidémies saisonnières) et sur la concomitance d'infections d'oto-rhino-laryngologique ou respiratoire dans les jours précédant l'IIA [25] [26].

❖ IIA secondaire à une cause organique

Elle est secondaire à des lésions pariétales (diverticule de Meckel, duplication digestive, polype, tumeur bénigne ou maligne) ou bien à des lésions localisées s'intégrant dans les maladies plus générales du tube digestif (lymphome, purpura rhumatoïde, mucoviscidose). De même, une IIA peut survenir chez un enfant aux décours de chimiothérapie [27].

❖ IIA postopératoire

Elle survient dans les suites d'interventions abdominales comprenant de grandes mobilisations intestinales, des décollements ou des exérèses de masses tumorales volumineuses [27].

2.1.5 DIAGNOSTIC

❖ Diagnostic clinique

Il repose sur la triade classique des signes révélateurs que sont: les crises douloureuses paroxystiques, les vomissements et les rectorragies.

- Crises douloureuses paroxystiques: La douleur est le plus souvent le maître symptôme, elle est évocatrice lorsqu'elle survient par accès paroxystiques séparés par des intervalles libres. Elle peut être isolée dans 12% des cas mais peut également être absente [14] [15].

- Vomissements: Elles sont souvent contemporaines de la première crise douloureuse. Les vomissements bilieux sont plus tardifs, ils correspondent souvent à des formes évoluées ou à des IIA survenant sur le grêle proximal (iléo-iléale ou jéjuno-jéjunale) [14] [28].

- Rectorragies: Initialement, on constate des stries sanglantes rouges ou des glaires sanglantes ; plus tardivement, il s'agit d'un saignement plus important (rectorragies ou méléna) qui peut faire redouter des lésions intestinales avancées. Dans certains cas, elles ne seront objectivées que lors de la réalisation du toucher rectal [29,30].

❖ Examen physique

- L'inspection : Elle permet d'apprécier l'importance du retentissement de l'invagination sur l'état général de l'enfant: pâleur, signes de déshydratation, Asthénie, hypotonie, adynamie et fièvre [31].

- La palpation : Pratiquée en dehors des crises douloureuses [4], elle est souvent vaine. Car, le boudin d'invagination n'est rapporté que rarement et est plus facile dans les formes évoluées chez les enfants hypotoniques [15] [31].

-Le toucher rectal : Il peut ramener des glaires striées de sang non extériorisées ou percevoir le boudin d'invagination lorsque celui-ci a atteint le rectum [32].

❖ **Diagnostic para clinique**

- Examens radiologiques:

Outre la clinique, trois examens para cliniques sont couramment utilisés pour le diagnostic d'IIA: radiographie simple, l'échographie, et le lavement opaque ou a l'air. En effet, l'échographie est devenue l'examen clé du diagnostic, réservant le lavement opaque au traitement.

➢ **La radiographie d'Abdomen Sans Préparation:**
L'ASP reste de pratique courante devant toute douleur abdominale, mais contribue peu à orienter le diagnostic vers une invagination du fait de son absence de spécificité [24] [33].

➢ **L'échographie :**
C'est l'examen clé du diagnostic [34] [35]. Elle est rapide, non invasive, performante et facile à répéter [36]. Le diagnostic positif repose sur l'image du boudin d'invagination [2]. Par ailleurs, elle a l'intérêt de diagnostiquer dans plus de la moitié des cas, les formes secondaires et permet de faire le diagnostic différentiel avec d'autres causes de douleurs abdominales. L'échographie est utilisée aussi pour suivre la réduction hydrostatique ou Pneumatique de l'invagination.

➢ **Le lavement opaque diagnostique:**
Le lavement opaque réalisait une méthode diagnostic de référence mais aussi du traitement non chirurgical. Cependant, il a perdu son intérêt diagnostic avec l'avènement de l'échographie. Le recours au lavement pour le diagnostic d'IIA en première intention n'est plus justifié à l'heure actuelle. Il est surtout utilisé comme moyen thérapeutique de l'IIA [2] [36].

2.1.6 TRAITEMENT

Une fois l'enfant admis à l'hôpital, deux méthodes peuvent être utilisées pour remédier aux IIA:

-Le traitement non chirurgical

Il comporte:
- le lavement à la baryte ou à l'air sous contrôle scopique
- le lavement à l'eau sous contrôle échographique.

-Le traitement chirurgical

Contrairement aux pays développés, l'intervention chirurgicale est le traitement de routine dans les pays en voie de développement car la présentation tardive (> 48 heures) dans les hôpitaux semble être la règle **[6]**. À cet effet, une bonne PEC multidisciplinaire pendant toute la période péri opératoire est primordiale pour un bon pronostic de cette affection qui menace potentiellement la vie **[7]**.

Cependant, l'IIA est avant tout une urgence médico-chirurgicale dont la réanimation préopératoire est capitale et doit précéder le traitement. Ce temps est d'autant plus court que la vitalité intestinale est menacée **[37]**.

2.2 PRISE EN CHARGE ANESTHÉSIOLOGIQUE
2.2.1 PROBLÈMES POSÉS

2.2.1.1 PAR LE MALADE

Ils reposent sur les particularités anatomo-physiologiques de l'enfant [38]:
- ➢ **Voies aériennes et système respiratoire**
  - **Particularités anatomiques**

- La langue est large, le larynx est haut et antérieure (C3-C4), l'épiglotte est plus étroite, plus longue et forme un angle plus prononcé avec l'axe de la trachée ; ce qui représente un risque d'obstruction des voies aériennes et rend difficile la laryngoscopie ;
- La sous-glotte est la partie la plus étroite du cartilage cricoïde chez l'enfant (siège électif des sténoses et des œdèmes post-intubation). Donc, faut disposer pour chaque intubation le tube théorique correspondant à l'âge de l'enfant et d'un tube de calibre inférieur ;
- La longueur de la trachée augmente avec l'âge: 4 cm à la naissance, 9 cm vers 1 an ce qui favorise les accidents liés au déplacement du tube trachéal (intubation sélective, extubation accidentelle);
- La taille de la tête est plus importante ce qui explique que la position de neutralité permettant une intubation trachéale soit différente de chez l'adulte.
  - **Particularités physiologiques**

- La fréquence respiratoire diminue et le volume courant augmente avec l'âge (6 à 8ml/kg); La ventilation minute étant deux à trois fois plus élevée pour répondre à l'augmentation des besoins en oxygène;
- La capacité résiduelle fonctionnelle (réservoir d'oxygène en cas d'apnée) est faible ce qui explique la fréquence et la rapidité de survenue d'épisodes d'hypoxémie;
- La compliance thoracique est très élevée chez ce qui explique la fréquence des déformations ou distorsions de la cage thoracique en cas d'obstacles sur les

voies aériennes ou en cas d'inhibition du tonus des muscles inspiratoires (lors de l'anesthésie) se traduisant cliniquement par: la survenue d'une respiration paradoxale avec un mouvement inverse de la cage thoracique qui s'aplatit au lieu de s'expandre lors de l'inspiration;
- Le contrôle de la ventilation est immature: la réponse à l'hypoxie est paradoxale chez le nouveau-né et se manifeste par une augmentation transitoire puis diminution de la ventilation. Par ailleurs, la réponse au dioxyde de carbone (CO_2) est plus mature;
- Le diaphragme est chez l'enfant le muscle principal de la respiration. Par rapport à l'adulte, le diaphragme du nourrisson contient moins de fibres de types I résistantes à la fatigue, nécessaires au maintien d'un effort respiratoire prolongé par conséquent il se fatigue vite.

> **Système cardio-vasculaire**

- Un débit cardiaque (180 à 240 ml/Kg/min) élevé est nécessaire pour assurer les besoins métaboliques;
- Les ventricules sont peu compliants et leur masse musculaire est réduite chez le nouveau-né et le nourrisson. Il en résulte une faible contractilité myocardique et, l'augmentation du débit cardiaque dépend principalement de l'augmentation de la fréquence cardiaque donc la bradycardie s'accompagnera d'une diminution proportionnelle immédiate du débit cardiaque beaucoup plus importante que celle observé chez l'adulte;
- La pression artérielle et la fréquence cardiaque évolue avec l'âge.

> **La régulation thermique**

- Le rapport surface/poids corporel est plus élevé ce qui augmente les pertes thermiques par radiation, évaporation, convection et conduction.
- La capacité de thermogénèse est imparfaite avant l'âge de 3 mois (frisson réduit) donc toute exposition au froid va provoquer une diminution de la température cutanée, puis centrale et une augmentation de la production de

catécholamines (noradrénaline) qui, lorsqu'elle est importante peut être responsable d'une hypoxie, d'une acidose métabolique, etc...;
- La thermogénèse est assurée par la graisse brune jusqu'à 6 à 12 mois.

➢ **Compartiments hydriques**
- La fonction rénale est immature à la naissance (filtration glomérulaire basse de 15-30% valeur de l'adulte), pouvoir de concentration des urines limité, réabsorption tubulaire du sodium réduite, il en résulte que l'apport quotidien en sodium doit être élevé (3-5mEq/Kg/j) et l'hyponatrémie étant un des désordres métaboliques le plus fréquemment observé;
- Le compartiment extracellulaire (40% du poids corporel chez le nouveau-né contre 20% chez l'adulte) est important jusqu'à l'âge de 2 ans ce qui entraine une modification des volumes de distribution de certaines agents anesthésiques (thiopental, myorelaxants). Par ailleurs, l'immaturité des systèmes de dégradation concours à diminuer les doses des médicaments;
- La masse sanguine du prématuré est de 90 ml/Kg, nouveau-né à terme 80 ml/Kg, à partir d'un an 75 ml/Kg. L'hématocrite augmente en période néonatale, puis diminution progressive jusqu'à l'âge de 3 mois (anémie physiologique).

➢ **Particularités métaboliques**
- Le système enzymatique hépatique, qui joue rôle essentiel dans le métabolisme des médicaments, est immature chez le nourrisson, en particulier pour les réactions de phase 2 (conjugaison) ce qui entraine une adaptation des posologies en fonction de l'âge;
- Le nouveau-né, en particulier prématuré ou hypotrophique, à des réserves glycogéniques réduites d'où le risque d'hypoglycémie;
- Le système digestif est en parti immature d'où la fréquence de reflux gastro-œsophagien est importante chez le nouveau-né de moins d'un an. L'éruption de liquides gastrique au niveau des voies aériennes supérieures favorise la survenue d'apnée et de bradycardie.

2.2.1.2 PAR LA MALADIE

Il s'agit des troubles hydro-électrolytiques, de l'hypovolémie et de l'Insuffisance respiratoire.

> **Troubles hydro-électrolytiques:**

Les troubles hydro-électrolytiques proviennent du fait que l'arrêt du transit modifie les capacités fonctionnelles d'absorption et de sécrétion de la paroi intestinale entraînant une accumulation de liquide en amont de l'obstacle (formation du troisième secteur). Par ailleurs, les pertes dues aux vomissements, à une aspiration gastrique sont responsables d'un tableau de déshydratation extracellulaire puis intracellulaire avec une alcalose métabolique, une hypokaliémie et une hypochlorémie[39].

> **L'hypovolémie [13]:**

L'hypovolémie est liée à une carence d'apport, aux pertes induites par l'hyperthermie, les vomissements et la constitution du troisième secteur intra-abdominal. Les signes cliniques sont classiquement dominés par la constance de la tachycardie. C'est un signe de gravité qu'il faudra corriger le plus rapidement possible par une expansion volémique conséquente. D'autres signes de gravité peuvent être associés notamment des signes de déshydratation (pli cutané), d'oligurie. La correction de cet état hémodynamique instable doit être entreprise sous peine d'évoluer vers une défaillance d'organes.

> **L'Insuffisance respiratoire :**

La stase liquidienne qui se forme en amont du boudin avec un 3ième secteur intestinal est à l'origine d'une pullulation microbienne dans les anses dilatées. Ce qui occasionne un sepsis avec altération de la mécanique ventilatoire. Entraînant une demande élevée en oxygène marquée par la tachypnée **[5] [40]**. En effet, La distension abdominale induite par la constitution du troisième secteur gêne le mouvement du diaphragme et est à l'origine d'une hypoventilation alvéolaire. Tous ces éléments contribuent à la réduction importante de la capacité résiduelle fonctionnelle [5].

2.2.1.3 PAR LA CHIRURGIE

La chirurgie pour invagination intestinale est une chirurgie contaminée, peu hémorragique et de durée moyenne. Elle s'effectue en urgence et nécessite une bonne myorelaxation. L'installation se fait en décubitus dorsal avec léger proclive. La voie chirurgicale est une incision sous ombilicale ; transversale et limitée à la fosse iliaque droite que l'on peut facilement agrandir vers la ligne médiane [11] [31]. C'est une chirurgie réflexogène (compte tenu de la traction sur les viscères). Cette traction sur les viscères pourrait être à l'origine d'une réaction vagale se manifestant par une bradycardie.

2.2.1.4 PAR L'ANESTHÉSIE

La chirurgie pour invagination intestinale en urgence constitue une situation d'estomac plein. Donc, nécessite une anesthésie générale avec intubation orotrachéale compte tenu du risque d'inhalation gastrique.

➢ **Choix de la technique**
- **L'anesthésie générale**

L'anesthésie générale reste la technique de choix et est préconisée surtout en cas d'estomac plein. Ce qui implique une induction rapide avec manœuvre de sellick. Permettant ainsi d'éviter l'inhalation du contenu gastrique acide en faisant une pression sur le cartilage cricoïde. Cependant, cette technique présente des inconvénients telles que : L'intubation difficile, le risque d'inhalation gastrique et le retard de réveil du fait de l'estomac plein [41].

- **L'anesthésie locorégionale**

Malgré la réanimation préopératoire, la persistance d'un certain degré d'hypovolémie expose les patients aux conséquences hémodynamiques délétères des techniques d'anesthésie locorégionales **[42]**.

> **Choix des drogues**

Une anesthésie effective ainsi qu'une curarisation complète sont indispensables pour éviter une régurgitation active, particulièrement dangereuse avant d'avoir pu sécuriser les voies aériennes, au moment de la laryngoscopie **[43]**. Les drogues de délai d'installation court inférieur à 45 secondes sont préférables. Par conséquent, les benzodiazépines ont un délai d'installation trop long pour être retenu dans ce cadre **[39]**. L'on peut donc utiliser : Les narcotiques ou hypnotiques, les morphiniques, les curares et les halogénés.

- **Les narcotiques ou hypnotiques**

-**Étomidate**: il est de choix en cas d'instabilité hémodynamique **[44]** mais la survenue de douleurs à l'injection ou de myoclonies ne le privilégie pas en anesthésie pédiatrique **[45]**.

-**Kétamine**: l'augmentation de la consommation d'O_2 cérébrale sur un terrain hypoprotidémique et hypovolémique semble délétère **[41] [46]**.

-**Propofol**: il entraine sur le plan hémodynamique une chute brutale de la pression artérielle de 5 à 20% par rapport à celle induite par le Thiopental **[47, 48]** ce qui le contre indique chez les patients hypovolémies.

-**Thiopental**: il reste le narcotique le mieux indiqué pour l'induction à séquence rapide à des posologies réduites malgré les troubles hémodynamiques qu'elles engendrent **[41] [46]**.

- **Les morphiniques [39]**

Leur utilisation est discutable. Pour certains, l'effet émétisant des morphinomimétiques représente une contre-indication à leur utilisation en cas d'estomac plein, à cause du risque théorique d'augmentation de l'incidence des vomissements et donc de l'inhalation lors de l'induction. Pour d'autres, les morphinomimétiques (alfentanil à une dose au moins égale à 20 µg.kg-1) réduisent les réactions hémodynamiques de l'intubation et permettent d'améliorer les conditions d'intubation. Cependant, le Fentanyl est mieux indiqué pour l'entretien de l'anesthésie.

- **Les curares**

Les qualités théoriques attendues d'un curare dans le cadre des urgences digestives sont un délai d'action court (de l'ordre de la minute) et une durée d'action brève permettant la reprise rapide de la ventilation spontanée en cas de difficulté d'intubation [**39**].

La succinylcholine reste le médicament de choix pour l'induction à séquence rapide (crash induction). Le Vécuronium étant idéal pour l'entretien [**41**] [**46**].

Sur le plan pratique, les fasciculations liées à la succinylcholine sont rares chez l'enfant de moins de 6ans [**49**].

- **Les halogénés [46]**

Le sévoflurane est une excellente alternative à l'halothane lors de la phase d'induction en anesthésie pédiatrique, tandis que l'Isoflurane s'adapte mieux pour l'entretien.

2.2.2 PRISE EN CHARGE

L'anesthésie nécessite une préparation soigneuse car elle peut représenter pour l'enfant une véritable épreuve dont les conséquences émotionnelles et physiologiques sont considérables **[50]**.

2.2.2.1 PÉRIODE PRÉOPÉRATOIRE

Elle consiste en : La participation à consultation d'anesthésie, la participation à la préparation du malade et la participation à la visite préopératoire.

❖ **La consultation d'anesthésie**
C'est un moment privilégié où l'anesthésiste va rencontrer à la fois l'enfant et ses parents **[50]**. C'est une étape fondamentale dans l'évaluation des urgences. La finalité étant de réduire la morbimortalité péri-opératoire.
Elle comporte les étapes suivantes **[51] [52]**:
– l'interrogatoire permettant de préciser les événements anamnestiques marquants, les troubles fonctionnels et les traitements en cours
– l'examen clinique
– l'approche psychologique
– le choix des examens complémentaires en fonction des informations précédentes et de l'acte
– le choix du type d'anesthésie
– l'information en vue de l'obtention du consentement signé des parents ou tuteurs.

❖ **La préparation du malade**
Une fois le diagnostic déclaré, la mise en condition constitue la première étape de la réanimation. Elle consiste à :
- **Accueillir et installer**: le patient en décubitus dorsal avec un léger proclive.

- **Prendre les paramètres**: fréquence cardiaque (FC), fréquence respiratoire (FR), pression artérielle (PA), température (T°), SpO$_2$ (saturation partielle en oxygène), poids.
- **Mettre le patient sous oxygénothérapie**: au masque facial ou lunette d'oxygène.
- **Poser la voie veineuse périphérique** afin de débuter l'expansion volémique le plus rapidement possible avant l'intervention chirurgicale [7].
- **Effectuer des prélèvements** : pour des examens biologiques (Numération Formule Sanguine, Groupe Sanguin-Rhésus, Ionogramme sanguin, Urée, Créatininémie, Protidémie…).
- **Poser une sonde nasogastrique**: car La vidange gastrique permet une diminution de la pression intra-abdominale qui favorise la course diaphragmatique et la ventilation du petit enfant [7].
- **Poser une sonde urinaire**: pour évaluer la diurèse [53].
- **Évaluer la douleur**: à travers la règle d'évaluation visuelle analogique (EVA).
- **Administrer les antalgiques et antibiotiques tels que prescrits.**

❖ **La visite préopératoire**

Elle permet de réévaluer le patient et de s'assurer qu'il est opérable. Elle comprend :

➢ **La préparation psychologique**

Elle vise à diminuer l'anxiété de l'enfant et de ses parents (car l'anxiété parentale se transmet à l'enfant) et à créer un climat de confiance avec l'enfant [54].

➢ **La prémédication**

Elle vise à prévenir les arythmies cardiaques en supplément de l'anesthésie ou à abolir les effets indésirables des agents anesthésiques (succinylcholine, halothane) [38]. Par ailleurs, l'utilisation de l'anti histamine (anti-H2), bien que rapporté chez l'enfant, est loin d'être répandue du fait de sa difficulté de mise en œuvre en général et lors d'urgences digestives chirurgicales en particulier [13].

2.2.2.2 PÉRIODE PEROPÉRATOIRE

Elle consiste en : L'ouverture de la salle d'intervention, l'accueil, installation et monitorage du patient, à l'anesthésie du malade, sa surveillance et la réanimation peropératoire.

❖ **L'ouverture de la salle d'intervention**

Tout le matériel d'anesthésie doit être vérifié et prêt à l'emploi avant que l'enfant ne soit introduit dans la salle d'induction ou d'opération : c'est là avant tout un impératif de sécurité et il est à présent obligatoire de suivre une check-list précise pour éviter à l'utilisateur d'oublier un élément crucial de cette vérification [55].

❖ **Accueil, installation et monitorage du patient**

L'enfant sera installé sur la table opératoire en décubitus dorsal avec un léger proclive puis, mise du matériel de monitorage (stéthoscope précordial, scope multiparamétrique) et prise des paramètres de départ et les noter sur la fiche de surveillance anesthésique [55].

❖ **Phase anesthésiologique du malade**

L'estomac plein représente une contre-indication classique à une induction au masque et on opte alors pour une séquence rapide d'induction selon une technique identique à celle qui est décrite chez l'adulte [28]. Avant toute induction anesthésique, un dernier examen clinique doit rechercher d'éventuels critères d'intubation difficile. La vacuité gastrique est systématiquement vérifiée. Cependant, l'aspiration gastrique préopératoire n'est pas le garant d'une vacuité gastrique complète [39]. Ensuite on procèdera comme suit [24]:

- Aspiration du contenu gastrique par la sonde gastrique
- Ablation de la sonde gastrique car sa présence diminue l'efficacité du sphincter du bas de l'œsophage [56]
- Pré-oxygénation en O_2 pur tout en sachant qu'avec un masque facial bien étanche, l'inhalation de 100% d'O_2 procure une pré oxygénation complète en 60

secondes chez l'enfant de moins de 5 ans et 90 secondes chez l'enfant plus âgé, mais l'objectif est atteint chez tous les enfants en 100 secondes **[57]**.

- Administration d'Atropine (10-20 µg/kg)
- Induction intraveineuse rapide (« crash induction ») avec manœuvre de Sellick
- Intubation avec une sonde sans ballonnet de taille :

Tableau I: Tailles recommandées des sondes trachéales chez l'enfant **[58]**

Âge	Tailles de sondes
Prématuré < 1000g	2
> 1 000 g	2,5
Nouveau-né à terme => 3 mois	3,0-3,5
3-9 mois	3,5-4,0
9–18 mois	4,0-4,5
> 2 ans	$\frac{âge + 16}{4}$

- Ventilation (volume courant 6-8ml/kg)
- Auscultation
- Pose de la canule de Guédel, fixation de la sonde d'intubation et protection oculaire
- Adaptation de la sonde d'intubation au respirateur puis mettre la machine en ventilation contrôlée
- Ouverture de l'halogéné pour l'entretien de l'anesthésie
- Pose de la sonde gastrique
- Prise des paramètres (T°, FR, FC, PA, SpO_2) et enregistrement sur la fiche de surveillance.

❖ **Surveillance peropératoire [40] [58]:**

Il s'agit de la surveillance pendant les différents temps opératoires.

- À l'incision : Vérifier les paramètres (FC, FR, PA, SpO_2), les signes de réveil et si nécessaire, ajuster les drogues en fonction des réactions.

- Pendant la chirurgie : surveillance des réactions réflexogènes liées à la traction des anses intestinales pouvant être à l'origine des troubles du rythme.

. S'assurer du bon remplissage pendant l'aspiration du liquide du 3ième secteur afin de maintenir une hémodynamique stable

.Surveiller les entrées et les sorties (diurèse, saignements, liquides épanchés)

.Surveiller les signes du réveil (état des pupilles, FR, PA, FC)

. Surveiller le temps de recoloration, les phanères

. Surveiller la température et prévenir l'hypothermie [55] :

La température de la salle d'opération doit être > 21°C pour l'enfant

Le scialytique sera disposé au-dessus de l'enfant durant l'induction et le réveil pour assurer une ambiance thermique chaude

Humidifications des gaz inspirés.

❖ **Réanimation peropératoire**

Elle vise à maintenir les paramètres vitaux dans les proportions acceptables, à compenser les pertes et à surveiller les entrées et sorties liquidiennes. On utilisera une solution dont la composition couvre les besoins de maintenance et les pertes tissulaires, à savoir le Ringer lactate glucosé à 1 ou 2 % [55].

❖ **Complications peropératoires [55]**

Pendant la période peropératoire, il peut survenir : une régurgitation et/ou inhalation du contenu gastrique, une bradycardie, une hypotension artérielle, une hypothermie, une hypoxémie, un spasme massétérin, un arrêt cardiaque.

- **Régurgitation et/ou inhalation du contenu gastrique**

Dès la régurgitation constatée, il faut aspirer le contenu du pharynx et de la sonde endotrachéale afin de savoir s'il y a eu inhalation du produit régurgité avant toute tentative de ventilation. S'il y a eu inhalation, le traitement initial sera donc symptomatique.

- **Bradycardie**

Le traitement dépend essentiellement de la cause (correction de l'hypoxémie, allègement de l'anesthésie par inhalation) et de l'existence ou non d'un débit cardiaque. Si absence, ventiler l'enfant en O_2 pur et entreprendre un massage cardiaque externe.

- **Hypotension artérielle**

Elle peut être due à un surdosage en agent anesthésique, une hémorragie ou à un remplissage insuffisant donc, on recherchera la cause tout en réalisant une épreuve de remplissage (administration en 10 minutes de 10-20 ml/kg d'une solution de cristalloïdes ou de 4 ml/kg d'un colloïde).

- **Hypoxémie**

Toute difficulté respiratoire (obstruction des voies aériennes supérieures, inhalation du contenu gastrique, bronchospasme) peut entraîner une hypoxémie. Le traitement sera adapté à la cause spécifique.

- **Spasme massétérin**

C'est la difficulté d'ouvrir la bouche du patient après injection de dose suffisante de succinylcholine, précédée ou non de l'administration d'un halogéné. Il peut être un signe précoce d'hyperthermie maligne et dans ce cas, il faudrait interrompre l'administration de l'halogéné et changer rapidement de circuit d'anesthésie et de ventilateur pour en éliminer toute trace.

2.2.2.3 PÉRIODE POSTOPÉRATOIRE

❖ **Au bloc opératoire**

La période postopératoire porte au bloc opératoire sur : la phase de réveil, l'extubation et les complications possibles du réveil.

➢ **Phase de réveil :**

Elle est délicate chez l'enfant comme chez l'adulte [55], car elle correspond à la phase de récupération des réflexes vitaux qui suit la fin de l'anesthésie. Plusieurs conditions doivent être respectées pour le réveil de l'anesthésie chez l'enfant [55] :

- **Ambiance dans la salle** : Il faut que le calme règne dans la salle car le bruit est un facteur de stimulation susceptible de masquer une morphinisation résiduelle qui ne se révèlera que plus tard dans un environnement plus calme. De plus, le bruit favorise l'agitation post-anesthésique et il est très désagréable de se réveiller dans le vacarme (conversations, bruits du rangement des instruments chirurgicaux…).

- **Prévention de l'hypothermie** : Elle repose sur les mêmes mesures que pour l'induction (lampe chauffante, température ambiante, ne pas laisser inutilement des parties découvertes…).

- **Gestion d'éventuelles complications** : Il faut pouvoir disposer du matériel adéquat et prêt à l'emploi pour faire face à d'éventuelles complications : matériel d'aspiration fonctionnel, laryngoscope, pince de Magill et sondes endotrachéales, propofol et atropine.

- **Évaluation continue de la profondeur de l'anesthésie résiduelle** (diamètre pupillaire, déviation du regard). La respiration spontanée doit être ample et régulière, sans balancement thoraco-abdominal ;

- **Vérification de la décurarisation** : sur le monitorage et sur les critères cliniques notamment : tonus du maxillaire inférieur, mouvements de déglutition, signes oculaires (ouverture spontanée ou sur commande des yeux …), si des myorelaxants ont été utilisés.

> **Phase d'extubation :**

Le retrait de la sonde endotrachéale est une étape particulièrement délicate car une mauvaise appréciation de la profondeur de l'anesthésie peut conduire à une obstruction aiguë des voies aériennes, avec son cortège de complications : hypoxémie, œdème pulmonaire post-obstructif… **[55]**.

L'extubation peut s'envisager en cas de respiration thoraco-abdominale ample et efficace, récupération des réflexes protecteurs des voies aériennes supérieures, stabilité hémodynamique, ouverture spontanée des yeux, mouvements des membres et température centrale supérieure à 35,5°C **[53] [60]**.

Technique d'extubation **[55]** :

- Aspirer les sécrétions oro-pharyngées
- Pré oxygéner l'enfant pendant 1 à 3 minutes
- Retirer la sonde endotrachéale sans aspiration sous peine de diminuer les réserves en O_2 et d'augmenter l'incidence des désaturations post-extubation**[61]**.
- Retirer la sonde endotrachéale en fin d'inspiration car d'une part l'enfant a ainsi accumulé dans ses poumons une réserve d'O_2 qui sera utile en cas de problème immédiat, d'autre part le premier mouvement aérien dans les voies aériennes supérieures sera un flux expiratoire qui prévient l'aspiration d'éventuelles sécrétions sur les structures glottiques et diminue donc le risque de laryngospasme.

> **Complications possible du réveil [55] :**

Elles peuvent survenir au moment du réveil (complications précoces) ou dans l'heure qui suit (complications retardées). Il s'agit de: morsure sur la sonde endotrachéale, toux, laryngospasme, apnée centrale ou obstructive, vomissements, agitation, problèmes hémodynamiques (brady- ou tachycardie, hypo- ou hypertension), retard de réveil, hypoxémie… .

- **Morsure de la sonde endotrachéale**

Pour l'éviter, il faut placer une canule oro-pharyngée

- **Toux**

Il faut retirer immédiatement l'élément irritatif (sonde endotrachéale) malgré le risque de laryngospasme.

- **Laryngospasme**

La prévention lors du réveil consiste à éviter d'ôter la sonde endotrachéale en phase d'anesthésie légère, à aspirer soigneusement le pharynx avant le réveil et à retirer la sonde endotrachéale en fin d'inspiration.

- **Apnée centrale**

Il faut maintenir le masque facial sur le visage de l'enfant afin de lui administrer de l'O_2 pur sous une légère pression positive continue, pour éviter que le premier effort inspiratoire qui succède à l'apnée entraîne un collapsus des voies aériennes supérieures et une apnée obstructive. Si l'apnée dure plus de 20 secondes ou si la SpO_2 chute, il faut ventiler l'enfant au masque.

- **Apnée obstructive**

Il faut exercer une traction sur la mandibule avec un ou deux doigts placés sous l'angle mandibulaire et en administrant de l'O_2 pur au masque facial avec une légère pression positive continue, on rétablit en général la perméabilité des voies aériennes supérieures.

- **Vomissements**

L'enfant est mis en position latérale de sécurité, puis aspiration de l'oropharynx, administration de l'O_2 au masque et auscultation des champs pulmonaires pour s'assurer qu'il n'y a pas eu inhalation ; Ensuite administration d'un antiémétique par voie IV.

- **Agitation**

Elle peut être due à une douleur, au réveil brutal dans un environnement bruyant, aux suites d'une induction agitée (pleurs, contention, etc.). Le traitement est essentiellement préventif.

❖ Du bloc opératoire vers la Salle de Surveillance Post Interventionnelle
➢ Transfert vers la Salle de Surveillance Post Interventionnelle

Le risque d'hypoxémie durant le transport est particulièrement important chez l'enfant du fait des moindres réserves en O_2 et des effets résiduels des anesthésiques utilisés. Les enfants extubés doivent donc être transportés en position latérale de sécurité si le site de l'incision chirurgicale le permet, en administrant un supplément d'O_2 par un masque ou un circuit accessoire d'anesthésie [55].

❖ En Salle de Surveillance Post Interventionnelle
➢ Salle de Surveillance Post Interventionnelle

L'enfant doit être pris en charge par un personnel infirmier expérimenté, formé à la surveillance des enfants et qui comprend au moins un infirmier anesthésiste [55]. La mise en condition initiale consiste à assurer une liberté des voies aériennes, à installer l'enfant en position de sécurité et dans une ambiance thermique optimale. Ensuite viendra la surveillance: des paramètres (pouls, pression artérielle, respiration, température), apports liquidiens, diurèse, douleur, saignement qui devront être noté sur la fiche de réveil (complément obligatoire de la feuille d'anesthésie) de même que tout incident ou complication.

Le matériel de surveillance et de réanimation (ballon auto remplisseur, laryngoscopes, sondes endotrachéales…) doit être adapté à la taille des enfants qui transitent dans la SSPI.

La présence d'un parent est généralement autorisée en salle de réveil : l'enfant (et les parents), ainsi rassuré, est généralement moins agité. Il faut cependant veiller à ce que cette présence ne constitue pas une gêne à la surveillance [55].

La durée moyenne de séjour en salle de réveil se situe entre 1 heure et 1 heure et demie; La durée de l'intervention étant un déterminant important du séjour en salle de réveil [50]. La continuité de la surveillance sera faite à l'aide d'un score comme par exemple le score modifié d'Aldrete (**tableau II**) car, l'enfant ne sera autorisé à quitter la SSPI qu'après récupération de son état de conscience préopératoire, bonne stabilité hémodynamique et respiratoire, analgésie satisfaisante et s'il obtient un score de réveil minimal de 9/12 **[55]**.

Tableau II: Score de réveil selon Aldrete modifié **[62]**

Activité	
Capable de bouger les quatre membres	2
Capable de bouger deux membres	1
Incapable de se mobiliser	0
Respiration	
Respire profondément, peut tousser	2
Dyspnée, tachypnée ou respiration superficielle	1
Apnée (ou ventilation artificielle)	0
Circulation	
Pression artérielle systolique ± 20 %de la valeur préopératoire	2
Pression artérielle systolique ± 29 à 50 %de la valeur préopératoire	1
Pression artérielle systolique ± 50 %de la valeur préopératoire	0
Conscience	
Complètement éveillé	2
Éveillé après stimulation	1
Ne répond pas à la stimulation	0
Oxygénation	
SpO_2 ± 2 % de la valeur préopératoire à l'air ambiant	2
SpO_2 ± 2 % de la valeur préopératoire avec supplément d'O_2	1
SpO_2 < 90 % malgré supplément d'O_2	0
Pansement	
Sec et propre	2
Tache humide mais stable	1
Tache humide qui s'agrandit	0

> **NB :** un score minimal de 9/12 est requis pour quitter la SSPI
> Dans la version originale, la SpO$_2$ doit être > 92 % à l'air pour être considérée comme normale ; nous préférons prendre la SpO$_2$ préopératoire comme valeur de référence

➤ Complications possibles

Pendant cette phase, des complications peuvent survenir : hypoxémie, œdème sous-glottique, retard de réveil, agitation, Nausées/Vomissements, hypothermie, hypotension, bradycardie, tachycardie, agitation [**50**].

- **Hypoxémie**

Elle est causée par les effets résiduels des anesthésiques (morphiniques et/ou agents curarisants) ou par une douleur postopératoire qui empêche une bonne ampliation thoracique ;

Le traitement consistera en la mise sous oxygénothérapie et l'administration d'antalgique.

- **Œdème sous-glottique post-extubation**

Il est favorisé par l'utilisation d'une sonde endotrachéale de trop gros calibre, une intubation traumatique, une mobilisation de la tête après l'intubation.

Le traitement consiste en l'inhalation d'oxygène humidifié et en l'administration d'un aérosol d'adrénaline et, éventuellement d'un corticoïde par voie IV (dexaméthasone 0,1-0,25 mg/kg).

- **Hypotension artérielle**

C'est un signe tardif d'hypovolémie donc on recherchera la cause (hémorragie, remplissage insuffisant) tout en réalisant une épreuve de remplissage (administration en
10 minutes de 10-20 ml/kg d'une solution de cristalloïdes ou de 4 ml/kg d'un colloïde).

- **Nausées/Vomissements**

Le traitement consiste en l'administration du métoclopramide à la dose de 0,15 mg/kg

❖ **Transmission de la Salle de Surveillance Post Interventionnelle vers un autre service**

La transmission des informations et des prescriptions médicales entre la SSPI et le service de réanimation ou de chirurgie pédiatrique se fera verbalement (éventuellement par téléphone) et par écrit afin d'assurer la continuité des soins [55].

❖ **Réanimation postopératoire [55]**

Les soins post opératoires doivent être PEC de manière globale:

- Surveillance des paramètres :

- FC, PA, T°, FR et observation de la respiration de l'enfant à la recherche d'un tirage, d'une obstruction des voies aériennes supérieures

- Évaluation de la douleur

- Évaluation de la circonférence abdominale

- Diurèse horaire

- Surveillance de la plaie:

- La surveillance du pansement (existence d'un saignement, d'un suintement)

- Réalimentation et perfusion post opératoire:

- La reprise alimentaire est conditionnée par la reprise franche du transit (émission de gaz, absence de résidu gastrique, auscultation d'un péristaltisme)

- Compensation des pertes liquidiennes

- Administration de la prescription médicamenteuse

❖ **Complications post opératoires [55]**

- Complications respiratoires:

- Détresse respiratoire dont l'origine peut être une obstruction des voies aériennes supérieures (œdème sous glottique post-extubation), bronchospasme ou distension abdominale.

- Hypoxémie pouvant être dû à une hypoventilation (causée par les effets résiduels des anesthésiques (morphiniques et/ou agents curarisants) ou par une douleur postopératoire qui empêche une bonne ampliation thoracique), une atélectasie (causée par l'inhalation du contenu gastrique, une intubation bronchique méconnue).

- **Complications hémodynamiques :**
- Bradycardie qui doit faire rechercher une hypoxie et une hypovolémie
- Tachycardie pouvant être due à hypovolémie, hypoventilation, douleur, agitation.
- L'hypotension artérielle qui est un signe tardif d'hypovolémie
- L'hypertension artérielle qui peut être dû à la douleur et/ou au stress

- **Autres complications:**
- Nausées/vomissements
- Retard de réveil : il peut être dû à un surdosage des agents anesthésiques ou à une hypothermie.
- Hypothermie-hyperthermie : l'hyperthermie pouvant être due à un excès de précautions contre l'hypothermie ou au sepsis.
- Agitation : le plus souvent, elle est due à une désorientation spatiotemporelle transitoire, la peur de l'inconnu et/ou un réveil dans une ambiance bruyante.
- Complication chirurgicale: saignement pariétal
- Arrêt cardio-respiratoire

3. CADRE CONCEPTUEL

3.1 BESOINS SELON LE CADRE CONCEPTUEL

Le cadre ou modèle conceptuel se présente comme une présentation mentale et structurée d'une réalité [63]. En soins infirmiers, le modèle conceptuel est l'idée que nous nous faisons de notre discipline, de notre rôle professionnel; c'est en fait, notre façon de voir, de concevoir la nature du service que nous rendons à la société [63]. Il existe plusieurs modèles conceptuels mais dans le cadre de notre travail nous évoluerons avec celui de **Virginia HENDERSON**.

La démarche de soins à partir de ce modèle est essentielle pour l'infirmier qui veut individualiser les soins du malade. Selon **Virginia Henderson,** l'Homme est un être entier, complet, indépendant et ayant quatorze besoins fondamentaux qu'il doit satisfaire afin d'être en santé car l'insatisfaction d'un de ces besoins ou exigences ne peut rester sans conséquences pour l'individu. Ces besoins prennent en compte les aspects biologique, psychologique, culturel, social et spirituel de l'être humain [64]. Ces quatorze besoins fondamentaux de tout être humain selon **Virginia Henderson** sont:

1- Besoin de respirer

2-Besoin de boire et manger

3- Besoin d'éliminer

4- Besoin de se mouvoir et maintenir une bonne posture

5- Besoin de dormir et se reposer

6-Besoin de se vêtir et se dévêtir

7-Besoin de maintenir la température du corps dans les limites normales

8-Besoin d'être propre, soigné et protéger ses téguments

9- Besoin d'éviter les dangers

10-Besoin de communiquer avec ses semblables

11-Besoin d'agir selon ses croyances et ses valeurs

12-Besoin de s'occuper en vue de se réaliser

13-Besoin de se récréer

14- Besoin d'apprendre

Pour cette célèbre infirmière américaine, l'insatisfaction d'un de ces besoins ou exigences ne peut rester sans conséquences pour l'individu. Or, chez les patients souffrant d'IIA des besoins sont susceptibles d'être non satisfaits:

3.2 BESOINS NON SATISFAITS

❖ **Le besoin de respirer**

La stase liquidienne qui se forme en amont du boudin avec un 3ième secteur intestinal est à l'origine d'une pullulation microbienne dans les anses dilatées. Ce qui occasionne un sepsis avec altération de la mécanique ventilatoire. Entraînant une demande élevée en oxygène marquée par la tachypnée **[5] [40]**. En effet, La distension abdominale induite par la constitution du troisième secteur gêne le mouvement du diaphragme et est à l'origine d'une hypoventilation alvéolaire. Tous ces éléments contribuent à la réduction importante de la capacité résiduelle fonctionnelle **[5]**.

❖ **Le besoin de boire et de manger**

Les troubles hydro-électrolytiques proviennent du fait que l'arrêt du transit modifie les capacités fonctionnelles d'absorption et de sécrétion de la paroi intestinale entraînant une accumulation de liquide en amont de l'obstacle (formation du troisième secteur). Par ailleurs, les pertes dues aux vomissements, à une aspiration gastrique sont responsables d'un tableau de déshydratation extracellulaire puis intracellulaire avec une alcalose métabolique, une hypokaliémie et une hypochlorémie **[39]**.

❖ **Le besoin d'éliminer**

L'hypovolémie est liée à une carence d'apport, aux pertes induites par l'hyperthermie, les vomissements et la constitution du troisième secteur intra-abdominal. Les signes cliniques sont dominés par la tachycardie, des signes de déshydratation (pli cutané), l'oligurie **[13]**.

- ❖ **Le besoin de maintenir la température du corps dans les limites de la normale**

Du faite, de la présence de l'infection, les globules blancs vont lutter contre les microbes responsables et par là, libérer dans l'organisme des protéines dites pyrogènes responsables de la fièvre [47]. De plus, de par leur état physiologique les enfants sont plus vulnérables à l'hypothermie.

- ❖ **Le besoin d'éviter les dangers**

Éviter les dangers est une nécessité pour l'être humain de se protéger contre toute agression interne ou externe pour maintenir son intégrité physique et psychologique. L'infirmier(ère) anesthésiste veillera donc au confort physique et psychologique du patient car la douleur, le risque d'ulcère de stress, la déshydratation et l'infection concourent à aggraver l'état du patient de même que l'instabilité hémodynamique [41].

- ❖ **Le besoin de dormir et de se reposer**

La perturbation de se besoin peut être due à la douleur donc une analgésie postopératoire suffisante doit être assurée afin de favoriser le repos et le sommeil

- ❖ **Le besoin de se mouvoir et de maintenir une bonne posture**

La perte de conscience induite par l'anesthésie empêche l'opéré de se mouvoir. Un réveil non attendu en période peropératoire peut l'emmener à prendre des positions non adéquates qui peuvent l'exposer à des accidents d'où l'importance d'éviter une anesthésie trop légère avec un risque de réveil peropératoire afin de maintenir une bonne posture peropératoire.

- ❖ **Le besoin de communiquer avec ses semblables**

L'enfant qui souffre d'invagination intestinale a besoin d'être rassuré autant que ses parents surtout que l'anxiété parentale se transmet aux enfants

3.3 PRISE EN CHARGE DES BESOINS NON SATISFAITS

Un patient souffrant d'IIA avec des besoins fondamentaux non satisfaits devient dépendant. Or, selon **Virginia Henderson**, le rôle de l'infirmier est d'« aider l'individu malade ou en bonne santé au maintien ou au recouvrement de la santé (ou l'assister dans ses derniers moments) par l'accomplissement des tâches dont il s'acquitterait lui-même s'il en avait la force, la volonté ou possédait les connaissances voulues et d'accomplir ces tâches de façon à reconquérir son indépendance le rapidement possible » [64]. Donc, il faut suppléer le malade en ce qui lui manque pour être complet, entier ou indépendant afin de satisfaire ses besoins fondamentaux de façon autonome. Les moyens d'intervention qu'elle préconise sont donc de remplacer, compléter, substituer, ajouter, renforcer, augmenter; et les conséquences de l'intervention étant les résultats attendus, désirés en accord avec le but poursuivi [63].Le rôle de l'infirmier anesthésiste consistera donc à aider le patient à retrouver son indépendance de suite qu'il puisse satisfaire ces besoins pendant les périodes pré, per et postopératoires.

3.3.1 PÉRIODE PRÉOPÉRATOIRE

L'anesthésie nécessite une préparation soigneuse car elle peut représenter pour l'enfant une véritable épreuve dont les conséquences émotionnelles et physiologiques sont considérables [50]. De ce fait, au cours de cette période, l'infirmier anesthésiste veillera au confort physique et psychologique du patient en s'assurant que ses besoins soient satisfaits [65]. Pour ce faire, au regard de ces besoins, il mènera les activités ci-après:

➢ **Besoin de respirer:**

-**Mise du patient sous oxygénothérapie:** l'infirmier anesthésiste fera porter au patient un masque facial ou une lunette d'oxygène [54]

-**Installation du patient:** le patient sera installé en décubitus dorsal avec un léger proclive par l'infirmier anesthésiste.

> **Besoin de boire et de manger:**

-Pose de la voie veineuse périphérique: l'infirmier anesthésiste procèdera à une cathétérisation veineuse afin de permettre le début de l'expansion volémique **[13]**.

> **Besoin de maintenir la température du corps dans les limites de la normale:**

-Monitorage de la température corporelle: l'infirmier anesthésiste procèdera au monitorage de la température car cela permettra de diagnostiquer et de traiter rapidement une hypo ou une hyperthermie **[55]**

> **Besoin d'éviter les dangers:**

-Participation à la consultation d'anesthésie: l'infirmier anesthésiste devra y participer en procédant à la prise des paramètres.

- Participation à la réanimation préopératoire: une fois le diagnostic posé, la mise en condition constitue la première étape du traitement donc l'infirmier anesthésiste y participera en effectuant des prélèvements sanguins pour examens biologiques tels que prescrit, en débutant la réhydratation conséquente, en prenant les paramètres (FC, FR, PA, T°, SpO_2) et en administrant les médicaments conformément à la prescription du médecin anesthésiste **[54]**.

-Préparation psychologique: l'infirmier anesthésiste visera à créer un climat de confiance afin de diminuer l'anxiété de l'enfant et de ses parents. Par conséquent, il donnera de concert avec le médecin anesthésiste une information honnête et sereine aux parents à propos des risques et des techniques proposées. L'anxiété parentale se transmettant aux enfants **[54]**.

3.3.2 PÉRIODE PEROPÉRATOIRE

L'étude POCA (**2000**), a révélé que 45% des arrêts cardiaques ont lieu durant la phase d'entretien [9]. Donc, chez l'enfant, cette phase est tout aussi dangereuse que l'induction et le réveil. De ce fait, il faut maintenir une surveillance étroite tant sur les éléments du monitorage que sur le plan clinique car certaines données ne peuvent être évaluées par des appareils comme la qualité de la ventilation spontanée, les signes oculaires de la profondeur de l'anesthésie générale [55].

➤ **Besoin de respirer [40] [66]:**

-**Monitorage de la FR et de la SpO_2** (qui doit être maintenu $\geq 96\%$) ainsi que la surveillance de l'amplitude respiratoire, le temps de recoloration capillaire, la pression d'insufflation: elles se feront par l'infirmier anesthésiste afin d'assurer une bonne ventilation.

➤ **Besoin de boire et de manger [40] [66]:**

- **Surveillance des apports et des pertes liquidiennes** (Liquides de perfusion, Diurèse, Saignement, Liquides 3ième secteur): elles se feront par l'infirmier anesthésiste afin de maintenir une hémodynamique stable.

➤ **Besoin de maintenir la température du corps dans les limites de la normale:**

- **Monitorage de la température corporelle:** elle se fera par l'infirmier anesthésiste afin de permettre de diagnostiquer et de traiter rapidement une hypo ou une hyperthermie [55]

- **Prévention de l'hypothermie [55]** : l'enfant étant d'autant plus sujet à l'hypothermie qu'il est plus jeune parce que sa surface corporelle est proportionnellement plus élevée que chez l'adulte, l'infirmier anesthésiste procèdera à: isolation dès que possible de la peau de l'enfant par du coton, couvrir l'enfant avec un drap ou champ opératoire, port de bonnet de coton sur la tête de l'enfant, arrêt de la climatisation, la disposition du scialytique au-dessus de l'enfant durant l'induction et le réveil afin d'assurer une ambiance thermique chaude et l'humidification des gaz inspiré.

> **Besoin d'éviter les dangers:**

- **Ouverture de la salle d'opération:** il s'agira pour l'infirmier anesthésiste de:
Vérifier le matériel [55]: Tout le matériel d'anesthésie doit être vérifié et prêt à l'emploi avant que l'enfant ne soit introduit dans la salle d'induction ou d'opération : c'est là avant tout un impératif de sécurité et il est à présent obligatoire de suivre une check-list précise pour éviter à l'utilisateur d'oublier un élément crucial de cette vérification.

Confectionner des plateaux: pour les drogues (d'urgence et d'anesthésie) et pour le matériel de contrôle des voies aériennes. Il s'agit de **[50]**:

- **Matériel de contrôle des voies aériennes:**
  - 01 masque facial adapté à la taille et/ou à la morphologie du visage de l'enfant,
  - 01 jeu de canules oro-pharyngées adaptées à la taille de l'enfant,
  - 02 lames dont une montée sur le manche de laryngoscope,
  - 01 pince de Magill de taille adaptée à l'enfant,
  - 01 sonde endotrachéale de diamètre adapté à l'âge de l'enfant avec son matériel de fixation (bande adhésive),
  - 01 sonde de taille inférieure,
  - 01 lubrifiant à base de silicone pour lubrifier les surfaces externe et interne de la sonde endotrachéale (par exemple : Lubrispay-p ou Silkospray)
  - 01 mandrin
  - 01 récipient (par exemple un « haricot ») dans lequel sera déposé tout matériel utilisé afin d'éviter la contamination du matériel non utilisé

- **Plateau des drogues :**

- Drogues d'anesthésie: Narcotique (Thiopental), Curare (Succinylcholine), Analgésique (Fentanyl)

-Drogues d'urgence: Ils doivent être présents en salle avant l'induction: Adrénaline, Atropine...

La préparation des agents d'induction s'effectuera avant l'arrivée de l'enfant que la vue des aiguilles et des seringues pourrait effrayer. Ces seringues sont identifiées à l'aide d'étiquettes autocollantes de couleurs différentes sur lesquelles la dilution du produit sera clairement indiquée.

- **Accueil du patient:** l'infirmier anesthésiste accueillera non seulement le patient à son arrivée au bloc opératoire, mais aussi contrôlera son identité et se rassurera de la concordance avec les éléments de son dossier en vigueur dans le service **[65]**.

-**Installation du matériel de monitorage:** il s'agit pour l'infirmier anesthésiste d'installer le stéthoscope précordial, le scope multiparamétrique qui permettent le monitorage de la PA, FR, FC, T°, SpO_2, l'électrocardiogramme et le capnographe **[55]**.

- **Prise des paramètres de départ** (FC, FR, PA, T°, SpO_2) **et leur notification sur la fiche de surveillance anesthésique:** la prise des paramètres de départ par l'infirmier anesthésiste et leur notification sur la fiche de surveillance renseignera sur les fonctions vitales **[54]**.

- **Surveillance des paramètres hémodynamiques** (FC, PA): ils peuvent être modifiés à l'incision mais surtout pendant la chirurgie et seront par conséquent surveillés par l'infirmier anesthésiste **[40] [66]**.

- **Surveillance des signes de réveil** (hémodynamique, respiratoire, température corporelle, état des pupilles) se fera par l'infirmier anesthésiste afin d'ajuster si besoin et de manière conséquente la profondeur de l'anesthésie **[55]**.

3.3.3 PÉRIODE POSTOPÉRATOIRE

a) Au bloc opératoire

> **Besoin de respirer**

- **Monitorage de la FR, de la SpO$_2$** (qui doit être maintenu ≥ 96%) et la **surveillance de la respiration :** elle se fera par l'infirmier anesthésiste et permettra de se rassurer que la respiration spontanée de l'enfant est ample, régulière et sans balancement thoraco-abdominal **[55]**.

> **Besoin de maintenir la température du corps dans les limites de la normale**

- **Prévention de l'hypothermie** : il s'agira pour l'infirmier anesthésiste de ne pas laisser inutilement des parties découvertes de l'enfant, de retirer toute source d'humidité et de disposer le scialytique au-dessus de l'enfant pour assurer une ambiance thermique chaude **[55]**.

> **Besoin d'éviter les dangers**

- **Gestion de l'ambiance dans la salle** : l'infirmier anesthésiste devra s'assurer que le calme règne dans la salle car le bruit est un facteur de stimulation susceptible de masquer une morphinisation résiduelle qui ne se révèlera que plus tard dans un environnement plus calme. De plus, il est probable que le bruit favorise l'agitation post-anesthésique. Seulement, il est très désagréable de se réveiller dans le vacarme (conversations, bruits du rangement des instruments chirurgicaux) **[55]**.

- **Présence du matériel devant servir à la gestion d'éventuelles complications** : l'infirmier anesthésiste devra se rassurer que l'on dispose du matériel adéquat (matériel d'aspiration fonctionnel, laryngoscope, pince de Magill et sondes endotrachéales, propofol et atropine) et prêt à l'emploi pour faire face à d'éventuelles complications **[55]**.

- **Administration des médicaments** : l'infirmier anesthésiste administrera les médicaments selon la prescription médicale et surveillera les éventuels effets secondaires et les rapporter **[55]**.

b) Transfert du bloc opératoire vers la Salle de Surveillance Post Interventionnelle (SSPI)

➢ **Besoin de respirer**

-**Administration d'O$_2$:** Le risque d'hypoxémie durant le transport est particulièrement important chez l'enfant du fait des moindres réserves en O$_2$ et des effets résiduels des anesthésiques utilisés. À cet effet, l'infirmier anesthésiste administrera un supplément d'O$_2$ à l'enfant par un masque ou un circuit accessoire d'anesthésie tout en s'assurant de la liberté de ses voies aériennes **[55]**.

➢ **Besoin d'éviter les dangers**

-**Transport du patient :** Les enfants extubés seront transportés en décubitus latérale de sécurité avec au besoin, une canule de Guédel car le transfert des patients vers la SSPI est une période potentiellement dangereuse; une altération de la conscience peut survenir secondairement, avec le risque d'obstruction des voies aériennes et d'hypoxémie lors du transport **[67]**.

c) En Salle de Surveillance Post Interventionnelle

L'infirmier anesthésiste procèdera à une bonne surveillance des enfants car des complications peuvent survenir pendant cette phase notamment: retard de réveil, hypothermie, complications hémodynamiques (hypotension, bradycardie, tachycardie), désorientation et agitation **[50]**.

➢ **Besoin de respirer**

-**Monitorage de la FR, de la SpO$_2$ (qui doit être maintenu ≥ 96%) et la mise sous oxygénothérapie :** l'infirmier anesthésiste fera porter à l'enfant un masque facial ou une lunette d'oxygène **[54]**.

➢ **Besoin de maintenir la température du corps dans les limites de la normale**

-**Prévention de l'hypothermie :** l'infirmier anesthésiste devra maintenir la température de la salle constante et sans courants d'air, réchauffer le lit, recouvrir et rhabiller l'enfant le plus tôt possible et ne le nettoyer qu'à l'eau tiède, le réchauffer si besoin par bouillon, couveuse **[55]**.

> **Besoin d'éviter les dangers**

-**Installation de l'enfant:** l'enfant sera installé en position de sécurité par l'infirmier anesthésiste

-**Présence du matériel de surveillance et de réanimation:** l'infirmier anesthésiste devra se rassurer que ce matériel soit adapté à la taille des enfants qui transitent dans la SSPI (plateau d'intubation, ambu avec masque adapté à la taille de l'enfant, scope multiparamétrique avec alarmes réglées, aspirateur fonctionnel…) **[55]**.

-**Surveillance et monitorage [55] :**

Des paramètres : PA, FC, FR, T°, SpO_2, Diurèse

La respiration : coloration, facilité et amplitude respiratoire à la recherche d'un tirage, d'une obstruction des voies aériennes supérieures

La douleur au repos et au mouvement : elle permettra au médecin anesthésiste d'ajuster la prescription et l'administration des analgésiques en fonction de la réponse du patient.

La plaie opératoire à la recherche d'un éventuel saignement

-**Critères de sortie de la SSPI :** l'infirmier anesthésiste devra utiliser un score comme par exemple le score modifié d'Aldrete (**tableau II**) pour assurer la continuité de la surveillance car, l'enfant ne sera autorisé à quitter la SSPI qu'après récupération de son état de conscience préopératoire, bonne stabilité hémodynamique et respiratoire, analgésie satisfaisante et s'il obtient un score de réveil minimal de 9/12 **[55]**.

DÉFINITION OPÉRATIONNELLE DES TERMES

Infirmier(ère) anesthésiste: C'est tout infirmier(ère) qui possède un niveau de compétences professionnelles clinique, technique et de soins spécifiques dans les domaines de l'anesthésie, de la réanimation et détenteur d'un diplôme attestant qu'il a suivi une formation d'une durée de deux ans en anesthésie dans un centre agréé [68].

Rôle de l'infirmier anesthésiste: En collaboration avec les médecins anesthésistes-réanimateurs, l'infirmier anesthésiste intervient par des gestes techniques visant à garantir la qualité des soins et la sécurité des patients en anesthésie-réanimation par l'accomplissement des soins relevant de son rôle propre et de son rôle sur prescription médicale [68].

Prise en charge: Intervention visant à s'occuper d'une partie importante ou de toute la problématique d'une personne ayant des incapacités [69].

Besoins: C'est une exigence, une nécessité qui ne peut rester insatisfait sans entraîner des conséquences graves pour le bon fonctionnement de l'organisme [70].

Période préopératoire: C'est l'espace de temps pendant lequel l'ensemble des soins est apporté à un patient à partir du moment où il a accepté l'intervention chirurgicale jusqu'à son arrivée en salle d'opération [71].

Période peropératoire: C'est la période au cours de laquelle pendant l'acte chirurgical, l'anesthésie du malade est assurée de même que la surveillance des paramètres respiratoires, circulatoires, hémodynamiques, la compensation des pertes hydro-électrolytiques et sanguines et le traitement des éventuelles complications [71].

Période postopératoire: C'est l'espace de temps qui suit toute intervention chirurgicale **[71]**.

Force : C'est tout ce qui constitue un point positif ou un avantage pour la prise en charge.

Faiblesse : C'est tout ce qui constitue un point négatif ou un désavantage pour la prise en charge.

4. MÉTHODOLOGIE

4.1 TYPE D'ÉTUDE
Il s'agissait d'une étude prospective descriptive.

4.2 DURÉE DE L'ÉTUDE
Notre étude s'est déroulée de Novembre 2012 à Avril2013 soit une période de 6 mois.

4.3 LIEUX DE L'ÉTUDE
4.3.1 CHOIX DU LIEU D'ÉTUDE

Notre étude s'est déroulée dans les services d'Anesthésie-Réanimation de l'Hôpital Gynéco-Obstétrique et Pédiatrique de Yaoundé (HGOPY) et de l'Hôpital Central de Yaoundé (HCY). Ils s'agit des hôpitaux de référence, par conséquent les soins qui y sont pratiqués doivent être de qualité; l'HGOPY est un hôpital de référence en matière de pédiatrie dans la ville de Yaoundé.

4.3.2 DESCRIPTION DES LIEUX D'ÉTUDE

 ↟ **l'Hôpital Gynéco-Obstétrique et Pédiatrique de Yaoundé (HGOPY)**

L'HGOPY est un établissement public issu de la coopération sino-camerounaise. Il est situé au quartier Ngousso (Yaoundé Vème) et limité par Ngousso (Nord), Mfandena (Sud), l'Hôpital Général de Yaoundé (Est), Étoudi (Ouest). Cette structure fonctionne grâce à un personnel dynamique composé d'une équipe camerounaise et chinoise. Il offre une gamme de services variés dans différents secteurs spécialisés dont le service d'Anesthésie-Réanimation. Ce service est constitué d'un maître de conférences anesthésiste-réanimateur, de cinq médecins anesthésistes-réanimateurs dont trois camerounais et deux chinois anesthésistes et de dix IADE. Le bloc opératoire qui est une composante de ce service comprend un bloc obstétrical situé à la maternité et un grand bloc avec quatre salles d'opération dont trois pour la chirurgie générale et une pour l'ophtalmologie, une salle de petite chirurgie, une SSPI, une salle de convivialité, les bureaux des différents majors, une salle de mise en condition (pré-anesthésie)des patients, des vestiaires, des toilettes, des salles de stockage du matériel. Le matériel spécifique d'anesthésie comporte trois scope multiparamétrique, deux ambus de ventilation, quatre appareils d'anesthésie, cinq laryngoscopes avec lames de Macintosh, un laryngoscope avec lames de Miller, stéthoscopes, six plateaux, une pince de Magill, trois chariots, deux extracteurs d'oxygène, mandrins, canules oro-pharyngées.

L'Hôpital Central de Yaoundé (HCY)

L'HCY est un établissement de soins situé dans la région du Centre, département du Mfoundi, arrondissement de Yaoundé IIème et limité par le Centre Pasteur de Yaoundé (Nord), l'axe Henri Durant (Sud), le centre Mère-enfant de la Fondation Chantal Biya et la Croix Rouge Camerounaise (Est) et le Camp Sic Messa (Ouest). Il comporte au total 627 employés ayant le statut de fonctionnaire ou de contractuel et repartis dans différentes unités spécialisés. L'unité d'Anesthésie, Réanimation et Urgence comprend le centre de coordination d'accueil des urgences de Yaoundé (CCAUY), le service d'Anesthésie-Réanimation A, le service d'Anesthésie-Réanimation B et le bloc des urgences chirurgicales. Elle est constituée de vingt-cinq personnels dont quatre médecins Anesthésistes-Réanimateurs, vingt-un infirmier anesthésiste parmi lesquels dix-sept IADE.

Le service d'anesthésie réanimation A comporte le bloc opératoire RENE ESSOMBA (B.O.R.E.) qui comprend cinq salles d'opération où se passent différents types de chirurgie : chirurgie viscérale, orthopédique, neurologique, ophtalmique… .

Le service d'anesthésie réanimation B comporte le bloc opératoire de la maternité principale qui comprend trois salles d'opération et est réservé aux pathologies chirurgicales relevant du domaine de la gynéco-Obstétrique.

Le bloc des urgences chirurgicales où se déroule les interventions urgentes non gynéco-obstétricales. Il comprend: un bureau du médecin anesthésiste-réanimateur, une salle pour les infirmiers anesthésistes, une salle pour les infirmières, deux salles d'opération, deux salles d'hospitalisation, quatre salles pour les médecins, une salle pour les médecins résidents en anesthésie-réanimation, une toilette pour tout le personnel du bloc des urgences. Le matériel d'anesthésie comprend une table d'anesthésie, deux plateaux, un laryngoscope avec lames de Macintosh, stéthoscopes, mandrin, canules oro-pharyngées, un aspirateur.

4.4 POPULATION D'ÉTUDE

Elle était constituée de vingt-sept IADE exerçant dans les services d'Anesthésie Réanimation des formations sanitaires de notre étude.

4.4.1 ÉCHANTILLON

Notre échantillon a été constitué des IADE exerçant dans les services d'Anesthésie-Réanimation des formations sanitaires de notre étude et répondants à nos critères d'inclusion.

➢ **Critères d'inclusion:**
- Les IADE ayant consenti à participer à cette étude
   ➢ **Critères d'exclusion:**
- Les IADE exerçant dans les formations sanitaires de notre étude mais non affectés dans les services d'Anesthésie-Réanimation
- Les IADE exerçant dans les services d'Anesthésie-Réanimation des formations sanitaires de notre étude mais n'ayant pas participé à la prise en charge d'un enfant de 0-5 ans souffrant d'IIA pendant la période d'étude

- Les IADE exerçant dans les services d'anesthésie-réanimation des formations sanitaires de notre étude mais en congés pendant la période d'étude.

4.4.2 TECHNIQUE D'ÉCHANTILLONNAGE

Nous avons procédé à un échantillonnage non probabiliste de type exhaustif en incluant tous les répondants qui satisfaisaient à nos critères d'inclusion.

4.4.3 TAILLE DE L'ÉCHANTILLON

Elle a été égale à 23 IADE répondant à nos critères d'inclusion et ayant participé à la prise en charge anesthésiologique de 11 cas d'enfants de 0-5 ans souffrant d'IIA.

4.5 INSTRUMENTS DE COLLECTE DES DONNÉES
4.5.1 DESCRIPTION DES INSTRUMENTS

Nos données ont été collectées à l'aide d'un questionnaire structuré, administré par interview et la grille a été utilisée pour observation. Le questionnaire était constitué de trois parties contenant des questions à réponses fermées:

-Les activités de L'IADE en période préopératoire: les questions avaient trait à la consultation d'anesthésie, à la réanimation et à la visite préopératoire;

-Les activités de L'IADE en période peropératoire: elles concernaient l'ouverture de la salle d'opération au moyen d'une check-list, l'installation de l'enfant après son accueil au bloc, la prévention de l'hypothermie, la mise en place du matériel de monitorage, la participation à la phase d'induction et la surveillance peropératoire;

-Les activités de L'IADE en période postopératoire: elles comportaient la participation à la phase de réveil, d'extubation, au transfert de l'enfant vers la salle de surveillance post interventionnelle, et à la surveillance de l'enfant en SSPI.

-La grille d'observation a été élaborée en fonction du questionnaire et comprend trois domaines relatifs aux différentes périodes (pré-, per- et postopératoire).

4.5.2 PRÉ-TEST ET VALIDATION DES INSTRUMENTS

Notre instrument de collecte des données une fois rédigé, a été pré-testé auprès des infirmiers anesthésistes du centre hospitalier et universitaire de Yaoundé (CHUY) pour évaluer la compréhension des questions et percevoir leurs valeurs dans le contexte où ils seront utilisés. Et au terme de celui-ci, des modifications et des reformulations ont été faites. Les corrections effectuées, notre instrument a été validé par nos directeurs et co-directeurs, devenant ainsi prêt pour la collecte.

4.6 PROCÉDURE

Après obtention de l'autorisation de recherche des dirigeants des hôpitaux concernés, nous avons rencontré les majors qui nous ont introduits dans les services. Ensuite, nous nous sommes rapprochés des IADE à qui nous avons remis chacun une copie de la fiche d'information pour l'étude. Après lecture, nous leur avons donné la possibilité de poser des questions pour plus de clarification sur les objectifs de l'étude. Ceux qui étaient d'accord de participer ont signé la fiche de consentement et nous avons procédé à l'administration du questionnaire au cours d'un entretien structuré. La grille a été remplie après observation des
IADE lors de la prise en charge d'un enfant de 0-5 ans souffrant d'IIA en période pré-, per- et postopératoire. Chaque fois qu'une activité était faite nous l'avions coché comme réalisée et notée sur 100. La fiche d'anesthésie a été utilisée pour nous rassurer que les activités dites menées par les IADE ont été réellement réalisées. Nous avons considéré comme forces, les activités réalisées à partir de 75% par les IADE et comme faiblesses, celles accomplies à moins de 25%.

4.7 VARIABLES ÉTUDIÉES

Il s'agit des différentes activités qui doivent être menées en période pré-, per- et postopératoire:

Tableau III: Variables étudiées

Périodes	Variables étudiées
Préopératoire	Participation à la consultation d'anesthésie, à la réanimation et à la visite préopératoire
Peropératoire	ouverture de la salle d'opération au moyen d'une check-list, installation de l'enfant après son accueil au bloc, prévention de l'hypothermie, mise en place du matériel de monitorage, participation à la phase d'induction et la surveillance peropératoire
Postopératoire	Participation à la phase de réveil, à la phase d'extubation, au transfert de l'enfant vers la salle de surveillance post interventionnelle et la surveillance de l'enfant en SSPI

4.8 MATÉRIELS UTILISÉS

Nous avons utilisé comme matériels:
- Questionnaire,
- Grille d'observation,
- Dossiers des malades (fiche d'anesthésie),
- Demande d'autorisation aux responsables des formations sanitaires
- Fiche de consentement
- Note d'information
- Matériels de bureau (ordinateur, imprimante, clé USB, ordinateur, règle graduée, stylos à bille, gomme, format A4, crayons, calculatrice…)

4.9 ANALYSE STATISTIQUE DES DONNÉES

Une fois la collecte terminée, nous avons procédé à la vérification manuelle des questionnaires pour s'assurer de l'absence de données manquantes. Les données ont été saisies dans une base de donnée EpiData version 3.1 et ensuite exportées vers le logiciel STATA version 10.1 pour analyse. Les données continues ont été présentées en termes de moyennes et d'écarts types et les données catégorielles présentées en termes de proportions par des fréquences et pourcentages. Les résultats obtenus ont été présentés sous forme de tableaux et de figures grâce aux logiciels Microsoft Office Excel 2010, puis saisies à l'aide du logiciel Microsoft Office Word 2010.

4.10 CONSIDERATIONS ÉTHIQUES

Dans le souci du respect de l'éthique de la recherche médicale, nous avons obtenu:

- Une clairance éthique du comité d'éthique de la Faculté de Médecine et des Sciences Biomédicales (FMSB) de l'université de Yaoundé I;
- Une autorisation d'enquête auprès du Directeur Général de l'HGOPY;
- Une autorisation d'enquête auprès du Directeur de l'HCY;
- Un consentement écrit auprès des répondants (IADE).

Par ailleurs, l'anonymat des participants a été respecté, de même que la confidentialité des informations recueillies et les personnes qui n'ont pas désiré faire partie de l'étude n'ont subi aucune frustration de notre part.

5. RÉSULTATS

A- QUESTIONNAIRE

1. ACTIVITÉS RELATIVES À LA PÉRIODE PRÉOPÉRATOIRE

Notre étude a porté sur 23 IADE.

❖ **Participation à la consultation d'anesthésie**

43,5%des IADE ont affirmé qu'ils participent à la consultation d'anesthésie **(figure 2)**.

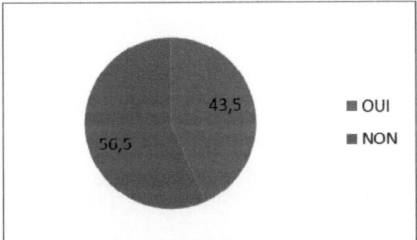

Figure 2: Participation à la consultation d'anesthésie

❖ **Participation à la réanimation préopératoire**

- 16(78,3%) des répondants ont dit qu'ils installent l'enfant en décubitus dorsal avec un léger proclive
- 9(39,1 %) ont déclaré qu'ils mettent l'enfant sous oxygénothérapie
- 100% ont affirmé qu'ils procèdent à la pose de la voie veineuse périphérique
- 16(78,3%) ont certifié qu'ils effectuent des prélèvements sanguins pour examens biologiques
- 10(43,5%) ont dit qu'ils installent le matériel de monitorage
- 14(60,9%) IADE prennent la fréquence cardiaque et respiratoire, 9(39,1%) la saturation en oxygène et aucun personnel ne prend la pression artérielle et la température

❖ **Participation à la visite préopératoire**

82,6%des IADE ont déclaré qu'ils participent à la visite préopératoire.

2. ACTIVITÉS RELATIVES À LA PÉRIODE PEROPÉRATOIRE

❖ **Ouverture de la salle d'opération au moyen d'une check-list**

91,3% des IADE ont dit qu'ils procèdent à l'ouverture de la salle d'opération au moyen d'une check-list.

❖ **Installation de l'enfant après son accueil au bloc opératoire**

78,3% des IADE ont certifié qu'ils installent l'enfant en décubitus dorsal avec un léger proclive après accueil au bloc opératoire.

❖ **Les items suivant sont assurés réalisées par 100 % des répondants:**
- Prévention de l'hypothermie
- Mise en place du matériel de monitorage
- Participation à la phase d'induction d'anesthésie

❖ **prise des paramètres de départ et notification sur la fiche d'anesthésie**

-100 % des IADE ont dit qu'ils prennent la fréquence cardiaque et respiratoire
- 9(39,1 %) ont révélé qu'ils prennent la saturation en oxygène
- Aucun n'a déclaré prendre la pression Artérielle et la température

❖ **Surveillance en période peropératoire :**

- 100% des IADE ont certifié qu'ils procèdent à la surveillance des apports et pertes liquidiennes et à la surveillance des signes de réveil
- Tous les répondants (100%) ont affirmé qu'ils procèdent au monitorage de la fréquence cardiaque, fréquence respiratoire.
- 52,8% ont révélé qu'ils ne procèdent pas au monitorage de la saturation en oxygène

(figure 3).

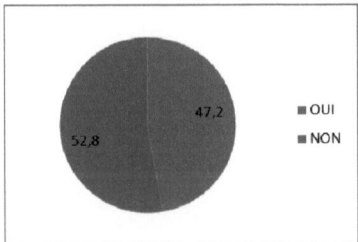

Figure 3: Monitorage de la saturation en oxygène au bloc opératoire

- 43,5% ont déclaré qu'ils procèdent au monitorage de l'électrocardiogramme **(figure 4).**

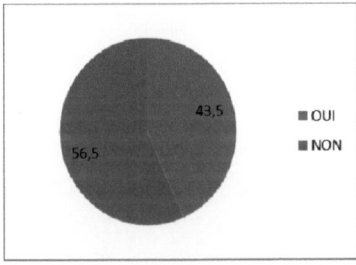

Figure 4: Monitorage de l'électrocardiogramme au bloc opératoire

- 65,2% ont déclaré qu'ils ne procèdent pas au monitorage de la pression artérielle **(figure 5)**.

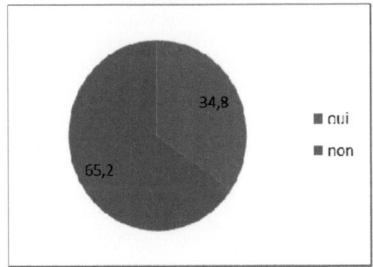

Figure 5: Monitorage de la pression artérielle au bloc opératoire

- 91,3% des IADE ont dit qu'ils ne procèdent pas au monitorage la température **(figure 6)**.

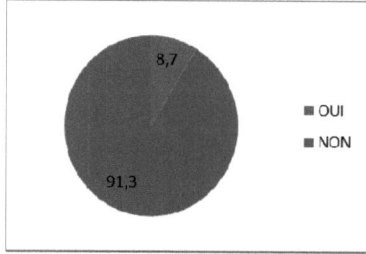

Figure 6: Monitorage de la température au bloc opératoire

3. ACTIVITÉS RELATIVES À LA PÉRIODE POSTOPÉRATOIRE

❖ Au bloc opératoire

Tous les IADE ont déclaré qu'ils participent à la phase de réveil, à la phase d'extubation et au transfert de l'enfant du bloc opératoire vers la SSPI

❖ Surveillance en Salle de Surveillance Post Interventionnelle

- **Préparation du matériel de surveillance et de suppléance respiratoire**

Aucun des répondants n'a affirmé préparer le matériel de surveillance et de suppléance respiratoire en SSPI.

- **Prévention de l'hypothermie**

Tous les répondants (100%) ont dit qu'ils procèdent à la prévention de l'hypothermie en recouvrant l'enfant le plutôt possible et en empêchant l'entrée de courant d'air dans la salle.

- **Installation de l'enfant en position latérale de sécurité**

43,5% des IADE ont affirmé qu'ils installent l'enfant en position latérale de sécurité.

- **Mise de l'enfant sous oxygénothérapie en SSPI**

56,5% ont déclaré qu'ils ne mettent pas l'enfant sous oxygénothérapie de façon systématique.

- **Monitorage en SSPI**

82,6% des répondants ont dit qu'ils ne procèdent pas au monitorage de la fréquence cardiaque, de la pression artérielle et de la fréquence respiratoire.

93,3% ont dit qu'ils ne procèdent pas au monitorage de la température, de la saturation en oxygène.

- **Surveillance en SSPI**

91,3% des répondants ont dit qu'ils ne procèdent pas à la surveillance de la diurèse, de la plaie opératoire et de la voie veineuse.

- **Évaluation de la douleur en SSPI**

95,7% des IADE ont affirmé qu'ils ne procèdent pas à l'évaluation de la douleur.

- **Utilisation du score modifié d'Aldrete (score de réveil)**

78,3% ont affirmé qu'ils n'utilisent pas le score modifié d'Aldrete pour la continuité de la surveillance en SSPI **(figure 7)**.

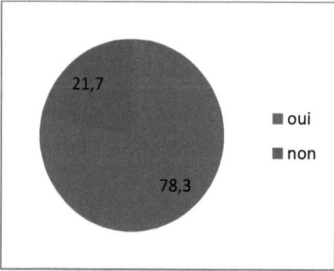

Figure 7: Utilisation du score de réveil en SSPI

B- GRILLE D'OBSERVATION

1. DOMAINE RELATIF À LA PÉRIODE PRÉOPÉRATOIRE

❖ **Participation à la consultation d'anesthésie**

Aucun n'IADE n'a participé à la consultation d'anesthésie pendant toute la durée de l'étude.

❖ **Participation à la réanimation préopératoire**

<u>Tableau IV</u>: Activités réalisées lors de la réanimation préopératoire immédiate

Activités		Réalisées	
		Fréquences	%
Installation de l'enfant en décubitus dorsal avec un léger proclive		18	78,3
Mise de l'enfant sous oxygénothérapie (par le port d'un masque ou de lunettes)		9	39,1
Pose de voies veineuses périphériques		20	87
Prélèvements sanguins selon la prescription		15	65,2
Installation du matériel de monitorage (Scope multiparamétrique)		7	30,4
Prise des paramètres	PA	0	0
	FC	14	60,9
	FR	14	60,9
	T°	0	0
	SpO$_2$	0	0

N=23

Lors de la réanimation préopératoire, 18(78,3%) IADE ont installé l'enfant en décubitus dorsal avec un léger proclive, 9(39,1%) ont mis l'enfant sous oxygénothérapie. Les prélèvements sanguins pour examens para cliniques ont été réalisés par 15(65,2%) IADE. 20(87%) ont procédé à la pose de voies veineuses périphériques, 7(30,4%) à l'installation du matériel de monitorage et 14(60,9%) ont pris la fréquence cardiaque et respiratoire de l'enfant. cependant, aucun n'a pris la pression artérielle, la température et la saturation en oxygène. Tous ont procédé à la réhydratation et à l'administration des médicaments selon la prescription médicale.

❖ **Participation à la visite préopératoire**

<u>**Tableau V:**</u> Activités réalisées lors de la visite préopératoire

Activités	Réalisées	
	Fréquences	**%**
Vérification de l'oxygénothérapie mis en place	9	39,1
Vérification de l'installation de l'enfant en position proclive	10	43,5
Vérification des abords veineux	23	100
Vérification de la sonde nasogastrique à travers la présence ou non des sécrétions	23	100
Vérification de la sonde urinaire à travers la présence ou non des urines dans la poche	23	100
Vérification du jeûne à travers l'interrogatoire des parents	23	100
Vérification de la présence du matériel d'anesthésie prescrit pour l'intervention	23	100
Information des parents sur le déroulement de l'Anesthésie	23	100
N=23		

Au cours de la visite préopératoire, tous les IADE ont procédé à la vérification des abords veineux, des différents sondages (urinaire et nasogastrique), du jeûne préopératoire et à la vérification de la présence du matériel d'anesthésie prescrit pour l'intervention. Ils ont tous informé les parents sur le déroulement de l'anesthésie. 9(39,1%) ont vérifié l'oxygénothérapie mis en place et 10(43,5%) le positionnement de l'enfant en décubitus dorsal avec un léger proclive.

2. DOMAINE RELATIF À LA PÉRIODE PEROPÉRATOIRE

❖ Ouverture de la salle d'opération

16 (78,3%) IADE n'ont pas utilisé la check-list pour l'ouverture de la salle d'opération. Tous les IADE ont procédé à la vérification et à la préparation du plateau des drogues d'anesthésie et d'urgence.

❖ Accueil du patient et vérification des éléments de sécurité au bloc opératoire

Tous les IADE ont contrôlé l'identité de l'enfant à son arrivée au bloc opératoire. Mais aucun d'eux n'a vérifié la présence du dossier et l'autorisation d'opérer signé des parents.

❖ Installation de l'enfant au bloc opératoire

14 (60,9%) n'ont pas installé l'enfant en décubitus dorsal avec un léger proclive

❖ Prévention de l'hypothermie

Tableau VI : Activités réalisées pour la prévention de l'hypothermie

Activités	Réalisées	
	Fréquences	%
Emballage des membres de l'enfant par du coton	9	39,1
Port de bonnet de coton sur la tête de l'enfant	5	21,7
Couvrir l'enfant avec un drap ou champ opératoire	23	100
Arrêt de la climatisation	16	78,3

N=23

Tous les IADE ont couvert l'enfant et porté un bonnet sur sa tête; 9(39,1%) ont emballé les membres de l'enfant avec du coton et 16(78,3%) ont arrêté la climatisation.

❖ **Mise en place du matériel de monitorage**

<u>Tableau VII:</u> Activités réalisées lors de l'installation du matériel de monitorage

Activités	Réalisées	
	Fréquences	%
Pose des électrodes	9	39,1
Installation de l'oxymètre de pouls	9	39,1
Fixation du stéthoscope précordial	23	100
Installation du brassard	0	0
Installation du capnographe	0	0
Installation du curamètre	0	0
Installation de la sonde thermique	0	0

N=23

Tous les IADE ont fixé le stéthoscope en précordial. 9(39,1%) ont installé l'oxymètre de pouls et posé les électrodes. Aucun n'a installé le capnographe, la sonde thermique et le curamètre.

❖ **Prise des paramètres de départ et notification sur la fiche d'anesthésie**

<u>Tableau VIII:</u> Activités réalisées lors de la prise des paramètres

Activités	Réalisées	
	Fréquences	%
Pression Artérielle	0	0
Fréquence Cardiaque	23	100
Fréquence Respiratoire	23	100
Température	0	0
Saturation en oxygène	9	39,1

N=23

Tous les IADE ont pris la fréquence cardiaque et la fréquence respiratoire. Aucun n'a pris la pression artérielle et la température et 9 (39,1 %) ont pris la saturation en oxygène.

❖ Participation à la phase d'induction d'anesthésie

Lors de la phase d'induction de l'anesthésie, aucun n'IADE n'a procédé à l'aspiration du contenu gastrique et à l'ablation de la sonde gastrique. Tous ont réalisé les activités suivantes: disposition du scialytique au-dessus de l'enfant, pré-oxygénation en oxygène pur, manœuvre de Sellick, Auscultation, fixation de la sonde, pose de la canule de Guédel, protection oculaire, adaptation de la sonde à l'appareil d'anesthésie, mise en route de la ventilation contrôlée, ouverture de l'halogène, prise des paramètres.

❖ Surveillance peropératoire

Lors de la surveillance peropératoire, tous les IADE ont procédé à la prise des paramètres notamment de la fréquence cardiaque, de la fréquence respiratoire; à la surveillance des apports et pertes liquidiennes (diurèse, liquide épanché, apport liquidien, saignement), à la vérification de l'état des pupilles, à la vérification de la présence ou non des réflexes pharyngo-laryngés et de la motricité; à l'administration des antalgiques prescrits (15 min avant la fin de l'intervention). Aucun n'IADE n'a pris la température et la pression artérielle. 10(43,5%) ont pris la saturation en oxygène et 9(39,1%) ont surveillé le tracé de l'électrocardiogramme.

3. DOMAINE RELATIF À LA PÉRIODE POSTOPÉRATOIRE

➢ Au bloc opératoire

❖ **Participation à la phase de réveil**

Tous les IADE lors de la phase de réveil de l'enfant, ont arrêté les vapeurs anesthésiques, retiré l'enfant de toute source d'humidité, couvert l'enfant, arrêté la climatisation. 9(39,1%) ont pris la saturation en oxygène et aucun n'a pris la température, la pression artérielle; 17(73,9%) ont préparé le matériel pour faire face à d'éventuelles complications (aspirateur fonctionnel, laryngoscope, pince de Magill adapté à la taille de l'enfant, sondes endotrachéales, propofol, Atropine...).

❖ **Participation à la phase d'extubation**

Tableau IX: Activités menées au cours de la phase d'extubation

Activités		Réalisées	
		Fréquences	%
	Pression Artérielle	0	0
	Fréquence Cardiaque	23	100
Prise des paramètres	Fréquence Respiratoire	23	100
	Température	0	0
	Saturation en oxygène	9	39,1
Aspirations des sécrétions oro-pharyngées		23	100
Pré-oxygénation pendant 1 à 3 minutes avant le retrait de la sonde endotrachéale		13	56,5
N=23			

Lors de la phase d'extubation, tous les IADE ont pris la fréquence cardiaque et la fréquence respiratoire. Aucun n'a pris la pression artérielle et la température; 9(39,1%) ont pris la saturation en oxygène. Tous ont procédé à l'aspiration des sécrétions oro-pharyngées. 13(56,5%) ont pré-oxygéné pendant 1 à 3 minutes avant le retrait de la sonde endotrachéale et 15(65,2%) l'on retiré sans aspiration.

> Du bloc vers la salle de surveillance post interventionnelle

❖ **Participation au transfert sécurisé de l'enfant vers la SSPI**

Tableau X: Activités réalisées lors du transfert de l'enfant vers la SSPI

Activités	Réalisées	
	Fréquences	%
Transport de l'enfant en position latérale de sécurité	16	69,6
Administration d'un supplément O₂ par un masque ou circuit accessoire	0	0
Mise en place de la canule de Guédel	0	0

N=23

16(69,6%) IADE ont transporté l'enfant en position latérale de sécurité lors du transfert. Aucun n'a administré un supplément en oxygène et n'a mis en place une canule de Guédel.

> En salle de surveillance post interventionnelle

❖ **Préparation du matériel de surveillance et de suppléance respiratoire**

Aucun n'IADE n'a préparé le matériel (plateau d'intubation, ambu avec masque adapté à la taille de l'enfant, scope multiparamétrique avec alarmes réglées, aspirateur fonctionnel…) en SSPI.

❖ **Libération des voies aériennes supérieures**

10(43,5%) ont installé l'enfant en position latérale de sécurité et l'ont mis sous oxygénothérapie.

❖ **Prévention de l'hypothermie**

Tous les IADE ont procédé à la prévention de l'hypothermie en recouvrant l'enfant le plutôt possible et en empêchant la présence de courant d'air dans la salle.

❖ **Surveillance de l'enfant en SSPI**

Tableau XI: Activités réalisées lors de la surveillance de l'enfant en SSPI

Activités		Réalisées	
		Fréquences	%
Surveillance respiratoire (amplitude des mouvements thoraciques et la coloration des téguments).		08	34,8
Prise des paramètres	Fréquence cardiaque	00	00
	Fréquence respiratoire	00	00
	Saturation en oxygène	00	00
	Température	00	00
Surveillance des sondes (urinaire et nasogastrique)		00	00
Surveillance des abords veineux		09	39,1
Surveillance de la plaie opératoire		00	00
Évaluation de la douleur		00	00
Utilisation du score de réveil (score modifié d'Aldrete)		00	00

4. FORCES ET FAIBLESSES

- **Forces:** Les IADE ont tous accomplies les activités suivantes: visite préopératoire, préparation psychologique, préparation du plateau des drogues d'anesthésie et d'urgence, accueil, prévention de l'hypothermie, mise en place du stéthoscope en précordiale, prise des paramètres (FC, FR), participation à la phase d'induction, à la surveillance peropératoire, à la phase de réveil et d'extubation. En outre, 20(87%) ont procédé à la pose de voie veineuse, 18(78,3%) à l'installation de l'enfant en décubitus dorsal avec un léger proclive lors de la mise en condition en période préopératoire.

- **Faiblesses:** La participation à la consultation d'anesthésie, la vérification du dossier du malade et de l'autorisation du consentement signé des parents et/ou des tuteurs, la préparation du matériel de surveillance et de suppléance respiratoire, la prise des paramètres (FC, FR, PA, T°, SpO$_2$), la surveillance de la plaie opératoire, des différents sondages (urinaire, nasogastrique), l'évaluation de la douleur et l'utilisation du score de réveil n'ont pas été réalisées par les IADE. De plus, 16(78,3%) n'ont pas utilisé la check-list pour l'ouverture de la salle d'opération.

6. DISCUSSION

6.1 LIMITES DE L'ÉTUDE

Les limites rencontrées lors de notre étude sont:
- Le manque de temps et de moyens financiers qui ne nous ont pas permis de mener notre étude dans l'ensemble des hôpitaux de référence de la ville de Yaoundé voire du Cameroun afin d'avoir une plus grande représentativité
- Les difficultés à trouver des études sur la prise en charge de l'IIA par les infirmiers anesthésistes
- Le remplissage du questionnaire en nous basant sur la bonne foi du personnel rencontré qui devaient nous dire exactement ce qu'ils faisaient dans leur pratique quotidienne.

6.2 PÉRIODE PRÉOPÉRATOIRE

La période préopératoire est une étape importante dans la PEC des enfants souffrant d'IIA [53].Elle passe par la consultation d'anesthésie, la réanimation et la visite préopératoire.

En ce qui concerne la consultation d'anesthésie, aucun IADE n'a pris part. Pourtant, celle-ci permet de réduire la morbimortalité péri opératoire par une analyse, une PEC des facteurs de risque et des complications éventuelles [50]. Cependant, le nombre insuffisant d'IADE par rapport à la charge de travail élevée pourrait constituer un obstacle à la participation à cette activité.

Lors de la réanimation préopératoire, tous les IADE ont pris la fréquence cardiaque, la fréquence respiratoire et ont procédé à la réhydratation et l'administration médicamenteuse selon la prescription. En effet, la mise en condition permet de restaurer la volémie, de corriger les troubles hydro électrolytiques, de compenser les pertes digestives dont est responsable l'IIA. Cette attitude prouve que les IADE semblent conscients de l'importance de cette étape dans la prise en charge des enfants souffrant d'IIA d'autant plus qu'ils ont reçu une formation. Pourtant, tous n'ont pas pris la pression artérielle, la température et la saturation en oxygène; seulement, 9(39,1%) ont mis l'enfant sous oxygénothérapie, 18(78,3%) l'on installé en décubitus dorsal avec un léger proclive. Pourtant, la prise de paramètres est indispensable pour une bonne prise en charge car elle renseigne sur l'état des fonctions vitales de l'organisme **[54]**; surtout que l'enfant qui souffre d'IIA présente des troubles hémodynamiques **[39]**. Par ailleurs, l'absence de matériels adaptés à la taille des enfants pourrait constituer un frein en ce qui concerne la prise des paramètres et la mise de ceux-ci sous oxygénothérapie.

Tous les IADE ont procédé lors de la visite préopératoire à la vérification des abords veineux, des différents sondages (urinaire et nasogastrique), du jeûne préopératoire et à la vérification de la présence du matériel d'anesthésie prescrit pour l'intervention chirurgicale. En outre, ils ont tous donné de concert avec le médecin anesthésiste des informations aux parents sur le déroulement de l'anesthésie. Cette attitude est rassurante d'autant plus que la visite préopératoire est une étape obligatoire permettant de revoir l'enfant et de répondre aux interrogations suscitées par la consultation [53].

6.3 PÉRIODE PEROPÉRATOIRE

Au cours de cette période les activités telles que: l'accueil de l'enfant à son arrivée au bloc opératoire, la mise en place du matériel de monitorage (fixation du stéthoscope précordial), la prévention de l'hypothermie, la prise des paramètres de départ (fréquence cardiaque et fréquence respiratoire) et notification sur fiche d'anesthésie, la participation à l'induction, la surveillance des apports, des pertes liquidiennes et des signes de réveil ont été réalisées par tous les IADE. Ce qui montre qu'ils sont conscients de l'importance de cette période dans la PEC des enfants surtout que des complications telles que la régurgitation ou l'inhalation du contenu gastrique, la bradycardie peuvent survenir [55]. Cependant, l'ouverture de la salle d'opération n'a pas été faite au moyen d'une check-list par 16(78,3%) IADE. Alors que, l'utilisation de la check-list est une obligation et un impératif pour la sécurité du patient au bloc opératoire [55]. Ce qui peut s'expliquer par le fait que, les IADE de leur pratique quotidienne n'accordent plus d'importance à l'utilisation de la check-list pour l'ouverture de la salle d'opération; supposant ainsi qu'ils ont mémorisé tous les éléments de son contenu.

Les IADE n'ont pas vérifié la présence du dossier du malade et de l'autorisation d'opéré signée par les parents et/ou les tuteurs de l'enfant lors de l'accueil de l'enfant au bloc opératoire. Pourtant, la vérification des éléments de sécurité lors de l'accueil du patient au bloc opératoire est important [65] et cette négligence de la part du personnel pourrait être fatale lors de la PEC de ces enfants.

Lors de la surveillance peropératoire, aucun IADE n'a pris la pression artérielle, la température; 9(39,1%) ont pris la saturation et ont surveillé le tracé de l'électrocardiogramme. Ce qui est insuffisant pour une PEC qui se veut optimale. Surtout que des modifications hémodynamiques peuvent survenir lors de la vidange du liquide du troisième secteur, de la traction sur les viscères en vue de la désinvagination[41]. De plus, l'enfant nécessite un monitorage complet et rapproché à cause des particularités anatomo-physiologiques qui le diffèrent de l'adulte; notamment, l'enfant a une faible capacité résiduelle fonctionnelle (réservoir d'oxygène en cas d'apnée) ce qui explique la fréquence et la rapidité de survenue d'épisodes d'hypoxémies [38]. En outre, le monitorage peropératoire permet la détection précoce de toute hypoxémie pouvant être causée par une hypoventilation, une intubation sélective ou œsophagienne, une extubation accidentelle. La température doit être surveillée pour maintenir l'enfant à distance des variations thermiques qui peuvent lui être fatales [38]. Par ailleurs, le manque de matériel pourrait constituer un obstacle pour la pratique de ces activités car, même si le personnel a la formation adéquate il ne peut la mettre en pratique si le matériel de base n'est pas disponible.

6.4 PÉRIODE POSTOPÉRATOIRE

Une fois l'opération terminée, tous les IADE ont participé à la phase de réveil de l'enfant en menant les activités suivantes: prévention de l'hypothermie par le retrait de l'enfant de toute source d'humidité, arrêt de la climatisation, préparation du matériel pour la gestion d'éventuelles complications (aspirateur fonctionnel, laryngoscope, pince de Magill adapté à la taille de l'enfant, sondes endotrachéales, propofol, Atropine…). Ce qui cadre avec les données de la littérature qui disent que la phase de réveil est une étape délicate [59] dans la PEC des enfants et qu'il est important de préparer un minimum de matériel lors du réveil de l'enfant dans l'optique de faire face à d'éventuelles complications qui pourraient survenir à l'instar de l'hypoxémie, troubles hémodynamiques (brady- ou tachycardie), toux, laryngospasme, agitation, retard de réveil [55].

Lors du transfert sécurisé des enfants vers la SSPI, 7(30,4%) IADE n'ont pas transporté l'enfant en position latérale de sécurité. De plus, aucun n'a procédé à la prévention de l'hypoxémie par l'administration d'un supplément en oxygène et la mise en place d'une canule de Guédel. Alors que, le transport de l'enfant du bloc opératoire vers la SSPI est une période potentiellement dangereuse [67]. Le risque d'hypoxémie durant le transport étant particulièrement important chez l'enfant du fait des moindres réserves en oxygène et des effets résiduels des anesthésiques utilisés[67].La non réalisation de ces activités expose donc au risque de complications et constitue à cet effet, une faiblesse dans cette prise en charge.

L'accueil du patient en SSPI au sortir de la salle d'intervention ne peut se réaliser qu'après que le matériel de surveillance et de suppléance respiratoire ait été vérifié (plateau d'intubation, ambu avec masque adapté à la taille de l'enfant, scope multiparamétrique avec alarmes réglées, aspirateur fonctionnel...) [55]. Pourtant, aucun IADE ne l'a fait. Alors que, la disposition de ce matériel permettra de gérer les complications précoces liées à la chirurgie et à l'anesthésie qui pourraient survenir au cours de la période postopératoire immédiate. Cependant, l'absence de matériels limiterait la réalisation de cette activité.

La mise des enfants sous oxygénothérapie en SSPI est importante. Seulement, 9(39,1%) ont réalisé cette activité. Alors qu'elle permet, de réduire la survenue de complications principalement d'origine respiratoire surtout l'hypoxémie et la détresse respiratoire pouvant survenir en période postopératoire immédiate [55]. Malheureusement, l'absence de matériels adéquats et adaptés pour les enfants qui y transitent constituerait probablement un obstacle à sa mise en œuvre.

En ce qui concerne la surveillance en SSPI, tous les IADE ont procédé à la prévention de l'hypothermie, seulement 10(43,5%) ont installé l'enfant en position latérale de sécurité, 8(34,8%) ont procédé à la surveillance clinique de la respiration (en vérifiant l'amplitude des mouvements thoraciques et la coloration des téguments), et 9(39,1%) à la surveillance des abords veineux (en procédant à la vérification du reflux sanguin). De plus, aucun n'IADE n'a procédé à la vérification et à la notification sur la fiche de surveillance (complément de la fiche d'anesthésie) de la quantité et la coloration du liquide contenu dans la poche à urine et dans celle de la sonde nasogastrique, à la surveillance de la plaie opératoire, à l'évaluation de la douleur, à la prise des paramètres (fréquence cardiaque, fréquence respiratoire, saturation en oxygène, température, pression Artérielle) et à l'utilisation du score d'Aldrete. Pourtant, cette période est délicate car des complications liées à l'intervention ou à l'anesthésie pourraient survenir (agitation, hypothermie, bradycardie, retard de réveil). Donc, les enfants qui y transitent nécessitent une surveillance rapprochée. Dans le souci d'optimiser cette prise en charge, il est recommandé que les enfants qui y transitent soient pris en charge par un personnel infirmier expérimenté formé à la surveillance des enfants et qui comprend au moins un infirmier anesthésiste [55]. Cependant, l'absence de matériels et de personnel fixe en SSPI de par la surcharge de travail des infirmiers anesthésistes pourraient justifier cette pratique. En outre, l'absence d'échelle standard adoptée par le service limiterait l'évaluation chiffrée de la douleur chez ces enfants.

6.5 FORCES ET FAIBLESSES

Les activités réalisées à plus de 75% par les IADE ont représenté les avantages dans la prise en charge des enfants. IL s'agit notamment de la visite préopératoire, la préparation psychologique, la préparation du plateau des drogues d'anesthésie et d'urgence, la prévention de l'hypothermie, la mise en place du stéthoscope en précordiale, la prise des paramètres (FC, FR), la participation à la phase d'induction, à la surveillance peropératoire, à la phase de réveil, d'extubation et la pose de la voie veineuse périphérique (87%), de l'installation de l'enfant en décubitus dorsal avec un léger proclive par 18(78,3%) des IADE lors de la mise en condition en période préopératoire. Ce qui montre que les infirmiers anesthésistes maîtrisent la PEC des enfants souffrant d'IIA reflétant ainsi la qualité de la formation qu'ils ont reçu. Cependant, des activités n'ont pas été réalisées et représentant ainsi les faiblesses rencontrées au cours de cette PEC. Notamment: la participation à la consultation d'anesthésie, la vérification du dossier du malade et de l'autorisation du consentement signé des parents et/ou des tuteurs, la préparation du matériel de surveillance et de suppléance respiratoire, la prise des paramètres (FC, FR, PA, T°, SpO_2), la surveillance de la plaie opératoire, des différents sondages (urinaire, nasogastrique), l'évaluation de la douleur et l'utilisation du score de réveil. De plus, 16(78,3%) n'ont pas utilisé la check-list pour l'ouverture de la salle d'opération. Ce qui s'explique par le fait de l'absence de matériels adéquats et adaptés à la taille des enfants et la surcharge de travail des infirmiers anesthésistes.

7. CONCLUSION ET RECOMMANDATIONS

1. CONCLUSION

Parvenus au terme de notre étude qui portait sur les activités de l'IADE dans la prise en charge de l'invagination intestinale aiguë de l'enfant de 0-5 ans, il ressort que la prise en charge de ces enfants n'est pas maximale pour un certain nombre d'activités notamment:

- En période préopératoire: Aucun IADE n'a participé à la consultation d'anesthésie, n'a pris la pression artérielle, la température et la saturation en oxygène. Seulement, 9(39,1%) ont mis l'enfant sous oxygénothérapie, 14(60,9%) ont pris la fréquence cardiaque et la fréquence respiratoire.

- En période peropératoire: 16(69,6%) IADE n'ont pas utilisé la check-list pour l'ouverture de la salle d'opération. Seulement 9(39,1%) ont: installé l'oxymètre de pouls, pris la saturation en oxygène, surveillé le tracé de l'électrocardiogramme et aucun n'a pris la pression artérielle et la température.

- En période postopératoire: Le matériel de surveillance et de suppléance respiratoire (plateau d'intubation, ambu avec masque adapté à la taille de l'enfant, scope multiparamétrique avec alarmes réglées, aspirateur fonctionnel...), la prise des paramètres (FC, FR, PA, T°, SpO$_2$), la surveillance de la plaie opératoire et des différents sondages (urinaire et nasogastrique), l'évaluation de la douleur et l'utilisation du score de réveil n'ont pas été réalisées par les IADE en SSPI.

En dépit des manquements observés, des activités ont été réalisées par tous les IADE à l'instar de: la visite préopératoire, la préparation psychologique, la préparation du plateau des drogues d'anesthésie et d'urgence, l'accueil, la prévention de l'hypothermie, la mise en place du stéthoscope en précordiale, la prise des paramètres (Fréquence Cardiaque et Respiratoire), la participation à la phase d'induction, à la surveillance peropératoire, à la phase de réveil et d'extubation des malades.

2. RECOMMANDATIONS

Au vu des constats effectués, nous recommandons:

> **Au Ministère de la santé publique**:
- L'accroissement du nombre d'école de formation des personnels paramédicaux en Anesthésie-Réanimation
- L'organisation des stages de recyclage du personnel à travers des ateliers et des séminaires de formations concernant la prise en charge de l'invagination intestinale
- La mise en œuvre des moyens pour la sensibilisation de la population en ce qui concerne les occlusions intestinales en particulier l'invagination intestinale car, un diagnostic précoce permet un traitement non chirurgical.

> **À la Faculté de Médecine et Sciences Biomédicales** :
- Le renforcement de la formation du personnel paramédical
- Qu'une étude similaire à la nôtre soit menée sur un échantillon plus grand afin d'obtenir des résultats suffisamment représentatifs de la population cible.

> **Aux responsables des formations sanitaires** :
- Que selon les moyens disponibles le personnel soit recruté et affecté dans les services d'Anesthésie-Réanimation

- Que des recyclages du personnel concernant la prise en charge de l'invagination intestinale soient organisés de manière permanente
- Que les services d'Anesthésie-Réanimation soient dotés des ressources matérielles (Scope multiparamétrique avec brassard pédiatrique, capnographe, curamètre) et humaines nécessaires pour une prise en charge optimale au bloc opératoire, dans les SSPI et dans les salles d'hospitalisation de la réanimation.

> **Aux infirmiers anesthésistes**:

- De participer davantage à la consultation d'anesthésie en période préopératoire
- De s'impliquer davantage dans la surveillance non seulement instrumentale mais aussi clinique des enfants en période pré-, per et postopératoire.

8. RÉFÉRENCES

1. Bisset III GS, Kirks DR. Intussusception in infants and children. Diagnosis and treatment.Radiology.1988; 168: 141-5.
2. Sarnacki S, Sayegh N, Martelli H. Invagination intestinale aiguë du nourrisson et de l'enfant. EncyclMédChir (Elsevier SAS, Paris), Gastroentérologie. 1996; 9-044-I-10 : 6p.
3. Bines JE, Ivanoff B. Acute intussusception in infants and young children: incidence, clinical presentation and management: a global perspective. World Health Organization, Department of Vaccines and Biologicals. [En ligne].2002 [Consulté le 10/11/2012];19: consultable à l'URL:http://www.who.int/vaccinesdocuments/DocsPDF02/www640.pdf.
4. Minodier P, Merrot T. Invagination Intestinale Aiguë de l'enfant. Médecine thérapeutique/Pédiatrie. 2006; 9:29-34.
5. Leclair M, Plattner V, Heloury Y. Invagination intestinale aiguë du nourrisson: physiopathologie, diagnostic, traitement d'urgence. Rev Prat. Paris. 1998 ;48: 765-9.
6. Sebastien O, Ekenze S, Mgbor, Obina R, Okwesili. Routine Surgical Intervention for Childhood Intussusception in a Developing Country. Annals of African Medicine.2010; 9(1):27-30.
7. Freitag B, Schweder. Acute abdomen anesthesiology and intensive care management.Anaesthsiol Reanim.1994;19:127-36.
8. Tiret L, Nivoche Y, Hatton F. Complications related to anaesthesia in infants and children. Br J Anaesth.1988; 61:263-9.
9. Morray JP, Geiduscheck JM, Ramamoorthy C. Anesthesia-related cardiac arrest in children: initial findings of the Pediatric Perioperative Cardiac Arrest registry. Anesthesiology.2000; 93:6-14.
10. Morray JP, Geiduschek JM, Caplan RA. A comparison of pediatric and adult closed mal practice claims. Anesthesiology.1993;78:461-7.

11. Van Der Walt JH, Sweeney DB, Runciman WB, Webb RK. Paediatric incidents in anaesthesia: an analysis of 2000 incidents reports. Anaesth Intense Care.1993; 21:655-8.

12. Morray JP. Unexpected cardiac arrest in pediatric anesthesia: causes and prevention. ASA Refresher Course. 2004;309:1-5.

13. Goujard E. Urgences viscérales en anesthésie pédiatrique. MAPAR 2000; 106-115.

14. Franchi S, Martelli H, Paye-Jaouen A, Goldzmidt D, Pariente D. Invagination intestinale aiguë du nourrisson et de l'enfant. EMC-pédiatrie. 2005; 2:45-57.

15. GalinierP, Izard P, JuricicM, Kern D, Damenech B. Invagination intestinale aiguë du nourrisson et de l'enfant. EMC_Medecined'urgence.2007; 25-140-F-30.

16. Grosfeld Jayl, Fac MD. Intussusception Then and Now: A Historical Vignette. American College of Surgeons; Indianapolis.2005 December; 201, N° 6: 830-833.

17. Levard G. Invagination intestinale aiguë du nourrisson: physiopathologie, diagnostic, traitement. Rev. Prat. 2001; 51: 1731-1736.

18. Bourliere Najean, Devred PH, Panuel M, Faure F. L'invagination intestinale aiguë du nourrisson et de l'enfant. Feuillets de Radiologie. 1989; 29, N°3:173-179.

19. Sauvage P. Invagination intestinale aiguë du nourrisson. Rev. Prat. 1995; 45: 225-230.

20. Lewis MP, Emberton M, Owen ER, Singh MP. Delayed presentation of intestinal atresia and intussusception-a case report and literature review. Eur.JPediatr. Surg. 1993; 5:29.

21. Ravitch MM, Welch KJ, Benson Aberdeen, Randolph JG. Intussusception, editors. Pediatric surgery. Chicago: Book Medical Publisher. 1986: 868-882.

22. Eklof O, Hartelius H. Reliability of the abdominal plain film diagnosis in pediatric patient with suspected intussusception Pediatr. Radiol.1980; 9:199-206.

23. Ein SH, Alton D, Palder SB, Shandling B, Stringer D. Intussusception in the 1990s: has 25 years made a difference? PediatrSurg Int. 1997; 12: 374-6.

24. Bines JE, Ivanoff B, Justice F, Mulholland K. Clinical care definition for the diagnosis of acute intussusception.J.PediatrGastro enteral Nutr. 2004;39:511-8.

25. Dennison WM, Shaker M. Acute intussusception in infancy and child hood Glasgow. Med J.1948; 29:71.

26. Strang R. Intussusception in infancy and child hood. Br J Surg. 1959; 46: 484.

27. TakehitoOshio, Hiromo Ogata, Shuichi Takano, HirokiIshibashi. Familial intussusceptions. J of pediatricsurgery. 2007; 42:1509-1514.

28. Pouliquen M, De la marrnierre. Indications du lavement bismuthé dans certaines formes d'invaginations intestinales. Bull. Mem. Soc. Nat. Chir. 1927; 53: 1016.

29. Harouchi A. Invagination intestinale aiguë. Chir.pediatr. edition Maghrébine. 1982:114-124.

30. Klein EJ, Kapoor D, Shugerman RP. The Diagnosis of Intussusception.Clinical Pediatrics. 2004; 43, N°4: 343-7.

31. Helardot PG. Invagination intestinale aiguë. Chirurgie digestive de l'enfant, Paris: Doins éditeurs; 1990: 437-47.

32. Canarelli JP. Invagination intestinale aiguë. Collège Hospitalo-Universitaire de Chirurgie pédiatrique de Rouen. [En ligne]. 1998. [Consulté le 10/11/2012]. Consultable à l'URL: http://www.univ-rouen.fr

33. Fremond B, Azzis O. Invagination intestinale aiguë. Clinique Chirurgicale Infantile, CHU de Rennes. [En ligne]. [Consulté le 10/11/2012]. Consultable à l'URL: htpp://www.med.univers-rennes1.fr/

34. Justice FA, Auldist AW, Bines JE. Intussusception: trends in clinical presentation and management. J GastroenterolHepatol .2006; 21: 842-6.

35. Chandry G, Navarro OM, Levine DS, Oudjhane K. Abdominal manifestations of cystic fibrosis in children. PediatrRadiol. 2006; 36:233-40.

36. Byrne AT, goeghegan T, govender P, lyburn ID, Colhom E,Torreggiani WC. The imagin of intussusception. Clinicalradiology. 2005; 60:39-46.

37. Mezane S. Invagination intestinale aiguë du nourrisson et de l'enfant. Thèse non publié, Faculté de Médecine et de Pharmacie, Maroc, 2011; N° 036/11: 36-7.

38. Kenneth Davison J, William F, Eckhardt III, Deniz A, Perese. Manuel d'anesthésie Clinique. $2^{\text{ème}}$ édition. Paris: Pradel; 1995: 472-7.

39. Debaene B, Lebrun F, Lehuédé MS. Conférences d'actualisation. Paris: Elsevier; 1999: 105-121.

40. Lecacheux C. Manuel de réanimation à l'usage des infirmiers et des étudiants hospitaliers. $4^{\text{ème}}$édition. Paris: Maloine; 1980:185-6.

41. Andre D, Debaene B. Anesthésie du patient à estomac plein dans journée des infirmier(e)s anesthésiques d'urgence et de réanimation. Paris: Elsevier/Masson.2007; 166-9.

42. Toure Abdoulaye. Anesthésie pour urgences abdominales chirurgicales à l'hôpital GABRIEL TOURE DE BAMAKO. Thèse non publié, Faculté de Médecine et de Pharmacie. Maroc; 2007:183.

43. Warner MA, Warner ME, Warner DO, Warner LO, Warner EJ. Perioperative pulmonary aspiration in infants and children.Anesthesiology.1999; 90:66-71.

44. Nakayama D, Waggoner T, Venkataraman S, Gardner M, Lynch J, Orr R. These of drugs in emergency airway management in pediatric trauma.Ann. Surg. 1992; 216: 205-211.

45. Zetlaoui P. Nausées, vomissement et anesthésie. In: Mises au point en anesthésie-réanimation. Paris: MAPAR; 1991: 31-53.

46. Loisel B. Les anesthésiques intraveineux dans pharmacologie ISAR n°2. Paris: Arnette; 1992: 59-64.

47. Mirakhur RK. Induction characteristics of propofol in children: comparison with thiopentone. Anaesthesia.1988; 43:593-8.

48. Morton NS, Johnston G, White M, Marsh BJ. Propofol in paediatric anaesthesia .Paediatric Anaesth. 1992; 2:89-97.

49. Salem MR, Wong AY, Lin YH. The effect of suxamethonium on the intragastric pressure in infants and children.Br J Anaesth. 1972; 44:166-170.

50. Camboulives J, Dubreuil M. Intubation difficile chez l'enfant. In : Congrès national d'anesthésie et réanimation. Paris: Masson; 1993.

51. Roizen MF, Foss JF, Fischer SP. Preoperative evaluation. In: Miller RD ed. Anesthesia. Philadelphia: Churchill Livingstone, 2000: 824-883.

52. Ross AE, Tinker JH. Preoperative evaluation of the healthy patient. In: Longnecker DE, Tinker JH, Morgan GE Jr eds. Principles and practice of anesthesiology. St Louis : CV Mosby, 1998 : 3-51.

53. Wodey E, Gai V, Écoffey C. La consultation d'anesthésie pédiatrique. In: conferences d'actualisation. Paris:Elservier; 1998

54. McGraw T. Preparing children for the operating room: psychological issues. Can J Anaesth. 1994; 41:1094-103.

55. Dalens B. Spécificités anesthésiques selon le terrain : Anesthésie générale de l'enfant. Traité d'anesthésie générale. 2002: 1692-1764.

56. Lejus C, Fernandez M, Renaudin M. Urgences digestives du nourrisson. Conférences d'actualisation, Elsevier SAS; 2002: 591-605.

57. Morrisson JE, Collier E, Friesen RH, Logan L. Preoxygenation before laryngoscopy in children: how long is enough? PaediatrAnaesth. 1998; 8: 293-8.

58. Dalens B. Anesthésie générale en pédiatrie. Agents et techniques. 2004: 42-5.

59. Joly A, Ecoffey C. Réveil chez l'enfant. Paris: Elsevier; 1997.

60. Valley RD, Ramza JT, Calhoun P. Tracheal extubation of deeply anesthetized pediatric patients: a comparison of isoflurane and sevoflurane. Anesth Analg.1999; 88: 742-5.

61. Guglie lminotti J, Constant I, Murat I. Evaluation of routine tracheal extubation in children: inflating or suctioning technique?.Br J Anaesth.1998; 8:692-5.

62. Aldrete JA.The post-anesthesia score revisited. J Clin Anesth. 1995;7:89-91.

63. Nyamsi S. Approche philosophique des soins appliqués en sciences infirmières. 1ère édition. Yaoundé; 2002: 23-5.

64. Béatrice Amar, Jean Philippe G. Concepts et théories, démarche de soins dans nouveau cahier de l'infirmier. 3ième édition. Masson; 2004: 210-5.

65. Daniel SICART. Recommandations pour l'exercice de la profession d'infirmier anesthésiste [En ligne]. 2007 [Consulté le 03/01/2013]; 2ème édition. Consultable à l'URL: http://www.snia.net

66. Caram, Du Cailar J, François G. Précis d'anesthésie. 2ème édition. Paris: Masson; 1995.

67. Hollinger IB. Management of post anesthetic pediatric problems. Anesth Clin North Am. 1990;8:323-53.

68. Abdelmajid. Rôle et formation de l'infirmier anesthésiste. Association du Sud des infirmiers en anesthésie réanimation [En ligne]. 2010 Octobre [Consulté le 06/05/2013]; [5 pages]. Consultable à l'URL: htpp://www.asiar.org.

69. Blouin Maurice, Bergeron Caroline. Dictionnaire de la réadaptation, tome 2 : termes d'intervention et d'aides techniques. Québec : Les Publications du Québec; 1997: 164.

70. Adam Evelyn. Être infirmière. Montréal: les éditions HRW; 1991:

71. Blandine Boyer, Annalla Papagna et al. Dictionnaire de français Larousse. [En ligne] 2008 Juillet [Consulté le 06/05/2013]; Consultable à l'URL : http://www.éditions-larousse

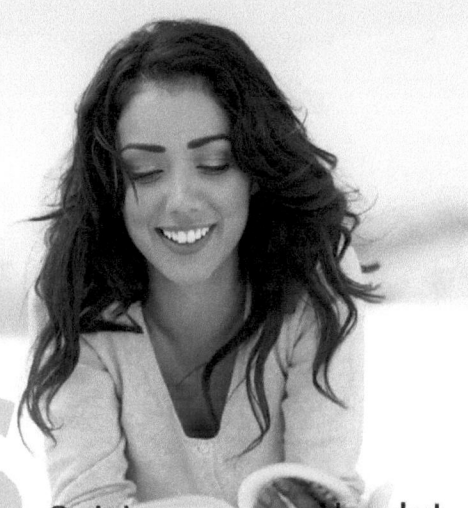

Oui, je veux morebooks!

I want morebooks!

Buy your books fast and straightforward online - at one of the world's fastest growing online book stores! Environmentally sound due to Print-on-Demand technologies.

Buy your books online at

www.get-morebooks.com

Achetez vos livres en ligne, vite et bien, sur l'une des librairies en ligne les plus performantes au monde!
En protégeant nos ressources et notre environnement grâce à l'impression à la demande.

La librairie en ligne pour acheter plus vite

www.morebooks.fr

SIA OmniScriptum Publishing
Brivibas gatve 1 97
LV-103 9 Riga, Latvia
Telefax: +371 68620455

info@omniscriptum.com
www.omniscriptum.com

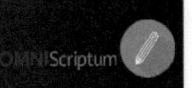

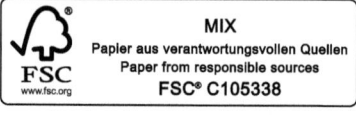

Printed by Books on Demand GmbH, Norderstedt / Germany